아유르베딕 마사지

Ayurvedic Massage Therapy
by Atreya

Copyright ⓒ 2000 by Atreya
Published by Lotus Press., P.O.Box 325. Twin Lakes, Wisconsin, 53181, U.S.A
All rights reserved.

Korean translation copyright ⓒ 2012 by Sri Krishnadass Ashram
Korean translation rights arranged with Lotus Brands, Inc.

이 책의 한국어판 저작권은 Lotus Brands, Inc. 와의 독점 계약으로
슈리 크리슈나다스 아쉬람에 있습니다.
저작권법에 의하여 한국 내에서 보호를 받는 저작물이므로
무단 전재와 무단 복제를 금합니다.

* 이 책으로 인한 어떠한 결과에도 책임을 지지 않습니다. 이 책은 치료나 진단, 처방을 위한 것이 아닙니다. 이 책에 포함된 정보는 어떠한 경우에도 정식으로 면허를 취득한 건강관리 전문가를 대체할 수 없습니다.

secrets of
AYURVEDIC MASSAGE
아유르베딕 마사지

아뜨레야 지음 | 김영배 옮김

 슈리 크리슈나다스 아쉬람

아유르베딕 마사지

초판 1쇄 발행 2012년 1월 31일

지은이   아뜨레야
옮긴이   김영배

펴낸이   황정선
펴낸곳   슈리 크리슈나다스 아쉬람
출판등록 2003년 7월 7일 제62호
주소   경상남도 창원시 북면 신촌리 771번지
대표전화 (055) 299-1399
팩시밀리 (055) 299-1373
전자우편 krishnadass@hanmail.net
홈페이지 www.krishnadass.com

ISBN 978-89-91596-41-2 03270

printed in Korea

* 책값은 뒤표지에 있습니다.
* 잘못 만들어진 책은 바꾸어 드립니다.

헌정사

바마데바 샤스뜨리에게 특별히 감사드립니다. 아유르베다와 요가, 베다 과학을 이해하는 데 당신의 도움이 없었더라면 이 책을 완성할 수 없었을 것입니다. 당신은 고대 베다의 지식을 공부하는 모든 학생들에게 선물과도 같습니다.

그리고 늘 순수하고 흠이 없는 사랑하는 기리자에게 감사드립니다.

| 차례 |

서문 • 10
아유르베다에서 마사지의 위치 • 12
마사지의 목적 • 14
마사지와 미묘한 구조 • 17

1 쁘라끄루띠: 개인의 타고난 체질 • 21
육체의 체질 • 23
하위 도샤들 • 30
정신적 구성 • 33

2 아유르베딕 마사지에서 쁘라나의 중요성 • 39
쁘라나란? • 40
쁘라나와 마음 • 47
다섯 쁘라나 • 48

3 아유르베딕 테라피에서 명상의 위치 • 52
저장된 인상 • 56
실천법 • 58

4 진단법 • 63
맥박 • 65
혀 • 71

5 나디 : 몸의 미묘한 흐름 • 75
14개의 나디 • 78
중앙의 나디들 • 82
오른쪽 나디들 • 82
왼쪽 나디들 • 83
나디 다루기 • 85
치료 • 85

6 마르마: 몸의 정교한 포인트들 • 91
처치 방법 • 102
호흡 • 102
지압 • 105
원 동작의 마사지 • 107
오일과 에센셜 오일 • 108

7 터치의 종류 • 111
아유르베딕 마사지 터치의 세 종류 • 115
실제 연습 • 120

8 오일, 허브, 파우더의 올바른 사용법 • 124
체질에 따른 사용법 • 130
오일의 아유르베딕 에너지 • 137
마사지에서 허브 파우더의 사용 • 141
몇 가지 유명한 아유르베딕 오일들 • 144
허브 마사지 오일 만들기의 실제 • 145

9 세 가지 마사지 기법 • 147
마사지를 위한 준비 • 149
조화시키기 – 삿뜨바 • 153
활성화하기 – 라자스 • 155
풀어주기 – 따마스 • 158

10 아비양가 • 164
치료의 개요 • 168
정규 마사지를 위한 실습 • 170
치료 마사지의 실습 • 180

11 스네하나와 다른 방법들 • 189
스네하나의 실습 • 190
자가 치료 마사지 기법 • 194
다섯 바유 치료를 위한 실습 • 196
방법을 적용하지 않는 실습 • 202

부록 1. 마르마 접촉점들 • 205
부록 2. 인용문헌 • 207
부록 3. 용어풀이 • 212
부록 4. 허브 소사전 • 221
부록 5. 아유르베다 관련 자료 출처 • 227

서문

"생각할 수 없는 것들은 논리적인 주제가 되어서는 안 된다.
이 세상도 역시 그러한 것이다. 왜냐하면 마음은 세상의 창조 방식을
이해할 수 없기 때문이다."

—빤짜다시, 6장 150절

    접촉은 소통의 형태이다. 그러므로 어떤 종류의 터치라도 메시지를 전달한다. 이 책에서는 마사지에서 강력한 치유의 메시지를 전달하는 법에 대해 설명한다. 아유르베다 건강관리 시스템은 세상에서 가장 포괄적인 마사지 치유 체계를 제공하므로 강력한 치료 메세지의 전달이 가능하다.

    아유르베다를 이해하는 데 있어 핵심은 쁘라나를 이해하는 것이다. 우리 몸에서 쁘라나보다 미묘한 것은 없다. 생각과 같이 미묘한 정신적 진행 과정이라도 우리가 알아차리거나 합리화하거나 유용하게 쓸 수 있다. 그러나 쁘라나에 대해서는 그럴 수 없다. 만질 수도 없고 알아차릴 수도 없다. 쁘라나는 몸과 마음에 힘을 주며 영혼에 깊이 관계한다. 쁘라나는 아유르베다에서 세 가지 기질로 나타난다.

    쁘라나를 잘 이해하고 다섯 가지 쁘라나의 기능을 이해해야 치료

과학으로서의 아유르베다를 이해할 수 있다. 인도 베다 전통에 따른 많은 방법들을 소개할 때처럼 아유르베다 마사지를 소개할 때도 사람들은 마사지 방법에 대해 미묘한 측면들을 간과하기 마련이다. 그러나 이러한 미묘한 측면들이 진정한 치료 효과를 낳는다. 미묘한 측면에 중점을 두는 이 비법이 허브와 오일을 사용하는 아유르베다와 다른 마사지의 차이점이다. 아유르베다를 소개할 때 미묘한 구조를 제대로 설명하지 않는 것은 큰 불행이다. 이 책의 목적은 아유르베딕 마사지의 방법론에 숨겨진 비밀과 진정한 치료 기술을 명확하게 소개하는 것이다.

또한 아유르베다를 처음 접하는 이들에게 아유르베딕 마사지가 무엇인지 알리려는 의도도 담고 있다. 소비자의 지식은 제품의 품질을 높이게 마련이다. 오늘날 적합한 지식도 없이 '아유르베딕 마사지'를 제공하겠다는 사람들이 많다. 이런 사람들이 이 책을 읽으면 치료사로서 아유르베딕 마사지의 시스템을 일에 잘 활용할 수 있다.

이 책은 마사지의 기술과 '바로 사용 가능한' 실용적인 정보를 담고 있다. 그러나 아유르베다를 몸과 마음과 영혼의 체계를 이해하는 포괄적인 시스템으로 만드는 미묘한 구조와 의학적 기술이 무엇보다 핵심이다. 오일과 허브를 알맞게 몸에 적용하는 문제 또한 서구인들이 이해하기 쉽게 설명하고 있다. 쁘라나와 바유와 같은 몸의 미묘한 에너지를 통해 작업하는 비법을 강조한다. 사실 아유르베딕 마사지의 실제 목적은 바따 도샤, 즉 질병의 근원이 되고 흐름을 제한하는 성질들을 조화롭게 하는 것이다.

아유르베다에서 마사지의 위치

먼저 우리는 아유르베다 시스템에 있어서 마사지 치료의 역할에 대해 이해해야만 한다. 전체적인 시스템을 알고 나면 효과적으로 이 역할을 이해할 수 있다. 이 책에서는 아유르베다를 단지 건강관리 시스템으로만 소개하지는 않는다. 이 점은 《실용적인 아유르베다》라는 책[1]에서 이미 내가 말한 바 있다. 필요하다면 아유르베다 입문서로 좋은 책이다.

아유르베다 치료는 강화와 감소(브림하나와 랑하나)라는 두 분야로 나뉜다. 강화 치료는 상대적으로 단순하며 환자의 힘을 증가시키는 데 사용한다. 감소 치료는 성질을 감소시키는 것인데 좀 더 복잡하다. 감소 치료는 일반적으로 재생을 위해 환자가 정화되고 준비하는 동안에, 즉 강화 치료 전에 이루어진다. 아유르베딕 마사지는 몸을 강화하거나 정화하고 과잉을 감소시키는 두 가지 방식으로 사용될 수 있다.

많은 사람들이 아유르베딕 마사지를 라이프스타일 마사지와 빤짜 까르마 마사지로 한정시켜 생각한다. 마사지가 라이프스타일과 빤짜 까르마에 있어 매우 중요한 역할을 하지만 이 두 가지 말고도 더 나은 쓰임이 있다. 라이프스타일 마사지란 사람들이 매일 행하는 마사지이다. 당신이 매일 하는 행위가 당신의 건강을 이룬다. 매일 습관으로 하는 마사지는 바따, 즉 바람/공기/움직임의 성질을 억제하기 위해 이용된다.

빤짜 까르마는 세 가지 기질의 과잉을 없애기 위한 다섯 가지 다른 감소 치료의 혼합이다. 세 가지 기질의 과잉을 제거하는 방법은 기질들을 소화계에 있는 원래 자리로 돌려놓는 것이다. 제자리에 돌려놓는 방법은 오일 마사지와 스웻(sweat) 마사지가 있다. 몸의 외부에 오일을 바르는 것은 빤짜 까르마의 다섯 가지 감소 치료를 받을 수 있는 상태가 되도록 몸을 준비시켜 놓는다. 이 마사지에서는 마사지의 기술이 아니라 오일이 중요하다. 이 마사지의 체계는 복잡하므로 검증된 아유르베다 의사가 시술해야 한다. 닥터 쑤닐 조쉬는 그의 책《빤짜 까르마》에서 이 체계에 대해 완벽하고 명확하게 기술하고 있다.[2] 빤짜 까르마는 세 기질, 특히 바따를 안정시키고 환자를 건강하게 만든다.

  감소 치료를 한 뒤에는 환자가 가진 힘을 유지하고 재생시키기 위해 강화 치료가 이루어져야 한다. 1-2주간 치료를 받고 다시 잘못된 생활습관으로 돌아가는 서양인들은 빤짜 까르마를 '빠른 치료'로 간주한다. 그러나 이 시각은 사실이 아니고 위험하기까지 하다. 감소 치료는 음식, 허브, 생활습관의 형태를 통해 환자의 몸이 치료받을 준비 상태가 되도록 만든다. 독성이 있는 물질을 섭취하거나 해로운 생각과 감정을 그대로 유지한다면, 이것들이 질병이 있는 부위, 즉 몸의 깊은 세포층에 직접적으로 영향을 미친다. 빤짜 까르마는 3-6주의 충분한 시간을 들여 제대로 행한다면 매우 멋진 치료 방법이다. 그러나 어떤 센터나 치료사가 4-7일의 시간 동안 빤짜 까르마로 완치해 주겠다고 한다면 마케팅에 지나지 않는다. 그리고 이 마케팅은 당신의 건강에 장기간 후유증을 남긴다.

  위에서 말한 이유들로 나는 치료할 시간을 내기도 힘들어하는 서양인들의 생활방식을 방해하지 않는 범위 내에서 독소 제거, 감소 작용을 하는 허브들로 천천히 치료하는 방식을 선호한다. 나의 접근 방식에서 마사지는 빤짜 까르마에서와 마찬가지로 중요한 역할을 한다. 이 책에서는 여러 다른 종류의 마사지를 서양인에 맞추어 제대로 된 아유르베다 시스템 내에서 설명한다.

마사지의 목적

마사지의 목적이라면 언뜻 당연한 것 같지만 그렇지도 않다. 왜 마사지를 하는가? 릴랙스, 긴장 이완, 신체 강화, 독성 제거, 근육과 지방 세포에 영양분 공급 같은 제각각의 목적 때문인가? 세 가지 기질의 조화를 유지하기 위해서인가, 혹은 세 가지 기질 중 하나를 균형 있게 하기 위해서인가? 아니면 당신은 마사지를 감소 치료의 방법으로 사용하는가, 강화 치료의 방법으로 사용하는가? 몸의 깊은 연결 세포층을 열고 풀어주기 위함인가, 갇혀 있는 감정과 느낌들을 풀어내려고 하는가?

위에서 말한 어떤 이유로 마사지를 하든지 먼저 환자의 쁘라끄루띠, 즉 몸의 타고난 구성 상태를 판단한 다음 바끄루띠, 즉 현재 환자의 몸 상태를 판단해야 한다. 쁘라끄루띠와 바끄루띠를 판단한 후, 세 번째로 이 둘을 비교하여 어떻게 마사지할 것인지 결정한다. 아유르베다에서는 반드시 이 부분을 행해야 한다. 환자의 현재 상태와 타고난 고유 특성을 이해하지 않는 방식은 아유르베다가 아니다.

아유르베다의 네 가지 마사지의 목적/분야는 다음과 같다.

- 과잉을 제거
- 정화 작용

- 강화 혹은 재생
- 힘의 유지

처음 두 분야는 감소 치료이며, 세 번째와 네 번째 분야는 강화 치료이다. 몸에 존재하는 독소와 과잉을 제거하는 치료는 체중 조절, 비만, 소화기 문제, 삣따와 까빠의 불균형에 도움이 된다. 이 치료는 주로 까빠 불균형에 사용되며 부차적으로 삣따 치료에도 쓰인다. 바따가 몸의 주요 움직임을 만들어낸나는 점을 이해하라. 바따가 놈의 제거 활동을 돕기도 하고 억제하기도 한다.

과잉을 제거하는 작업은 정화 작용을 통해 몸의 일곱 세포 단계로부터 과잉을 몰아내는 일이다. 오일 마사지에서 오일은 세포에 침투해 독소를 풀어내고, 소화계에 있는 그들의 원래 집으로 세 가지 기질을 돌려보낸다. 오일 마사지는 오일을 몸에 바르는 것 말고도 오일 섭취와 같은 내부적 오일 사용도 포함한다. 오일 마사지는 스웻 마사지(땀을 빼는 마사지)와 같이 행한다. 다시 말하면, 정화를 목적으로 깊게 오일 치료 마사지를 할 때는 효과를 높이기 위해 건식 사우나 혹은 땀 빼는 곳을 활용할 필요가 있다. 빤짜 까르마 치료에서 이 작업은 준비 단계이다. 그러나 특정한 상태에서는 빤짜 까르마 치료 없이 이 단계만으로도 매우 효과적일 수 있다.

신체 정화법은 몸에서 세 가지 기질의 과잉을 제거하는 빤짜 까르마 치료와 깊은 관련이 있다. 정화는 제거와는 다르다. 제거 작용에는 다른 방법들도 있지만 핵심적으로 소화계를 비우기 위해 강한 방법을 사용하기 때문이다. 정화는 특히 바따에 도움을 주며 부차적으로 삣따와 까빠에게도 좋다. 신체 정화법은 치료 중에서도 가장 강력한 치료 형태이므로 환자들 중에는 정화 치료가 적합하지 않은 사람들도 있다. 마사지는 이러한 형태의 치료에서도 도움이 되지만 그보다 준비 단계와 사후 관리에 더 잘 쓰인다.

강화 혹은 재생 치료는 크게 강화 치료로 보며, 앞서 말했듯이 감소 치료 이후에 환자의 기운을 북돋우기 위해 쓰인다. 먼저 감소 치료는 말 그대로 감소만을 목적으로 한다. 그러므로 과잉뿐 아니라 몸의 힘과 활력까지도 제거해 버린다. 그래서 환자의 활력을 되찾기 위해 감소 치료 이후 재생 치료가 필수적이다. 강화-재생 치료는 빤짜 까르마 이후에 행해지는 치료에서 중요한 부분이다. 주로 환자가 갖고 있는 힘이 부족해 감소 치료만을 행할 수 없는 경우, 감소 치료와 강화 치료를 동시에 행한다. 어떤 치료라도 치료사는 시작 전에 환자가 치료를 받아들이는 능력이 어느 정도인지 가늠해야 한다. 나이 든 사람들이 재생 치료를 받으면 스태미너를 증진시키고 질병에 저항력이 길러진다. 강화-재생 치료는 모든 기질에 적합하며, 가벼운 오일 치료 마사지는 매우 효과적인 강화 치료이다.

유지는 라이프스타일 치료 방법에 속하며 우리가 건강을 유지하기 위해 매일 혹은 매주 하는 치료법이다. 아유르베다에서는 세 기질이 균형을 이룬 상태로 유지하는 것을 유지 치료라고 정의한다. 유지는 주로 질병의 원인이 되는 바따를 통제한다. 유지를 위해 일반적으로 환자의 체질에 맞는 가벼운 오일 마사지를 허브를 섞어 규칙적으로 행한다. 오일은 바따와 그 본질이 상충하므로 바따를 통제하기에는 가장 좋은 물질이다. 바따는 바따의 집에서 나와 어지럽게 돌아다니고 삣따와 까빠를 악화시킨다. 그래서 가장 좋은 질병 예방법은 바따를 다루는 것이다.

마사지의 목적과 그에 따른 치료법과 함께, 누군가를 치료하기 위해 마사지할 때는 여러 요소를 고려해야 한다는 걸 기억하라. 마사지가 친구나 가족을 릴랙스하고 긴장을 이완시키는 데 쓰일 수도 있다. 그러나 이런 서구 마사지와 의학적 치료로서의 진정한 아유르베딕 마사지를 혼동해서는 안 된다. 아유르베딕 마사지는 좀 더 진보한 형태이다. 서구 마사지는 기술 면에서는 매우 훌륭하지만 의학적 치료 효과는 아유르베딕 마사지보다 현저히 떨어진다. 서양에서는 마사지를 의학에 포함시키지 않고 무시해 왔지만 아유르베다 의학체계에서는 항상 마사지를 사용해 왔기 때문이다.

피부는 동화 작용을 하는 매우 중요한 기관으로 입에 넣지 않는 것을 피부에 적용해서는 안 된다. 아유르베다는 그 치료의 효과를 증대시키기 위해 치료 관점에서 이런 지식을 활용한다. 아유르베딕 시스템의 백미는 물질적인 몸에 한정되어 있지 않고 총체적으로 본질의 내면적 관련성을 살펴본다는 데 있다.

마사지와 미묘한 구조

아유르베딕 마사지의 흥미로운 점은 신체의 미묘한 구조를 연구한다는 점이다. 아유르베다와 요가, 죠띠쉬(Jyotish; 하따 요가와 아사나 자세에 국한되지 않은 전체 요가 전통)는 모두 밀접하게 관련된 과학이므로 각각은 서로에 공헌하는 점이 있다. 빛의 과학인 죠띠쉬는 시간에 대한 이해와 어떤 활동의 타이밍에 대한 이해를 돕는다. 생명의 과학인 아유르베다는 질병 없이 자연과 조화롭게 사는 방법을 알려준다. 통합의 과학인 요가는 우주적 영혼과 결합하는 방법과 미묘한 우주를 완전히 이해하는 법을 가르친다.

　스위스에 살고 있는 내 친구이자 고객은 요가 아사나를 몇 년간 수련하고 있었다. 그는 몇 년 전에 내가 가르치는 아유르베다 입문 워크샵에 초빙된 적이 있었다. 그 친구는 아유르베다를 매우 열정적으로 받아들이게 되었고 그의 체질에 맞는 생활습관을 엄격히 적용하기 시작했다. 나를 볼 때마다 그는 내가 요가를 하는지 물었다. 그는 내가 요가를 매일 한다면 내가 뭔가 릴랙스한 사람이라는 것이다. 나는 요가 아사나는 요가가 아니라는 것을 그에게 여러 번 설명했지만 이해시킬 수 없었다. 그의 태도는 아유르베다에서 사용하는 허브 몇 가지를 갖고서 아유르베다를 실천한다는 것과 같다. 요가는 광범위한 내용의 과학이라서 '실천'이 불가능하다. 요가는 모든 존재 안에 고유한 신성이 존재함을 자기 자신이 깨닫는 상태로 가는 방법이다. 깨달음을 통해 사람은 이 신성과 '어우러지거나' 통합한다. 요가를 이해하는 사람들은 내 친구와 같은 이들이 아무것도 모른다고 하지만, 아사나를 하는 사람들은 자신들이 요가를 이해한다고 말한다.

　아유르베다에서 말하는 신체의 미묘한 구조는 요가 전통으로부터 나온 것이거나 점차 발전해 온 분야이다. 아유르베다는 요가보다 나은 마르마, 즉 몸의 중요한 포인트들에 대한 과학을 발달시켰다. 그리고 요가에서는 쁘라나 혹은 생명력의 통로인 나디에 대한 이해를 발전시켰다. 아유르베딕 마사지에서는 나디, 짜끄라, 마르마를 다 사용한다.

아유르베다의 미묘한 신체구조를 이용함으로써 치료의 효과는 매우 증가한다. 미묘한 구조는 쁘라나에 대한 지식에서부터 출발한다. 우주적 쁘라나는 바따/삣따/까빠의 세 도샤 혹은 세 기질로 나눈다. 이 세 가지 기질은 형태를 나타내는 다섯 가지 물질 상태를 통제한다. 쁘라나는 우리 몸에 존재하는 생명의 공기 즉 다섯 바유를 나누고 이 다섯 바유의 힘이 우리 몸을 통제한다. 어떤 것도 이것 없이 몸에서 기능할 수 없다. 쁘라니는 생명과 영혼의 동의어이다.

이 책에서 우리에게 건강과 질병을 가져다주는 이 보이지 않는 힘에 대해 다시 말할 것이다. 물, 음식, 허브와 생명 그 자체에 있는 쁘라나 관련 지식 혹은 바른 쓰임이 우리에게 건강을 가져다준다. 질병은 무지와 오용에서 비롯된다. 이 책의 진정한 목적은 세상에 불행과 질병을 가져오는 첫째 원인인 이 무지를 없애는 것이다.

---

1) Atreya, *Practical Ayurveda: Secrets of Physical, Sexual & Spiritual Health*, York Beach, Me; Samuel Weiser, Inc. 1998
2) Joshi, Dr. Sunil V., *Ayurveda and Panchakarma*, Twin Lakes, WI; Lotus Press, 1996

1. 쁘라끄루띠: 개인의 타고난 체질

> "쁘라끄루띠에는 순수한 의식이자 영원한 기쁨인 브람만이 투영되어 있다. 쁘라끄루띠는 삿뜨바, 라자스, 따마스로 구성되어 있다."
>
> —빤짜다시, 1장 15절

아유르베다는 기본적으로 개인적 접근을 추구한다. 아유르베다는 통계 자료, 평균, 일반화된 집단을 고려하지 않는다. 아유르베다는 개인을 다룬다! 아유르베다에서는 마사지 받는 사람의 타고난 체질을 의미하는 쁘라끄루띠가 가장 중요하다. 아유르베다의 관점에서는 마사지 테크닉의 전문가가 되기보다 한 사람의 쁘라끄루띠를 이해하는 것이 훨씬 중요하다. 그래서 아유르베딕 마사지 시스템이라고 해도 체질을 판단하는 방법을 가르치지 않으면 사실상 아유르베다를 한다고 볼 수 없다.

마사지에서 각각 다른 체질을 이해하는 것은 마사지의 목적에서 매우 중요하다. 이 체질에 대한 정보만이라도 소화해서 마사지에 사용한다면 당신의 현재 마사지 스타일이 많이 바뀔 것이다.

책 한 권을 통해 마사지를 완전히 배울 수는 없지만 마사지의 정수는 알 수 있다. 쁘라끄루띠의 이해는 치료 목적의 아유르베딕 마사지를 위한 기초이다.

아유르베다 시스템을 발명한 현자에 따르면 우주를 통제하는 기본적인 세 가지 힘이 있다. 즉 쁘라나가 세 가지 다른 형태로 존재한다. 이 힘과 아유르베다에 있어 쁘라나의 역할에 대해서는 《실용적인 아유르베다》[3]라는 책에서 기술하고 있다. 이 세 가지 힘의 명칭은 산스끄리뜨어로 메타포를 내포하므로 번역하더라도 메타포의 측면을 고려해 주기 바란다. 여기서 메타포는 보이지 않는 힘이면서도 그 힘의 움직임은 관찰이 가능한 상태를 의미한다. 세 가지 힘은 바따(바람), 삣따(담즙), 까빠(점액)이다. 간단히 번역할 때는 이 힘들을 공기, 불, 물이라고 번역하기도 한다.

산스끄리뜨어로 도샤 혹은 뜨리도샤(세 도샤)라고 하는 이 힘들에 대해 더 자세히 알고 싶다면 로버트 스보보다 박사의 《쁘라끄루띠: 아유르베다의 체질》[4] 이라는 책을 추천한다. 스보보다 박사의 책은 도샤에 대해 매우 자세한 설명을 싣고 있어서 서양에서 이 분야의 고전으로 평가받고 있다. 고대 그리스인들은 고대 인도로부터 뜨리도샤 이론을 받아들여 네 가지 기질을 골자로 하는 그들만의 이론을 발전시켰다. 이 그리스인들에 의해 도샤 개념이 서양 문명에 도입되었고 2,000년이 넘게 흘렀다. 그러므로 뜨리도샤 이론이 우리 문명에 있어서 생소한 것이라고 생각하지 않아도 된다.

모든 사람에게 세 도샤가 있다. 세 도샤가 섞여 개인의 체질을 결정한다. 전통적 아유르베다에서는 7종류의 체질이 있지만 요즘은 10종류로 분류해서 치료 과정에 좀 더 정확하게 반영하려고 한다. 이 10가지 체질에는 산스끄리뜨어로 구나라고 하는 세 가지 요소가 더해져 사람의 본질을 파악하는 데 큰 도움을 준다.

베다 전통에 따르면 세 구나는 사람의 심리를 결정한다. 그리고 심리는 몸의 기능에 크게 영향을 미친다. 그래서 10가지 체질을 세 구나를 통해 심층적으로 분류하면 30가지 체질이 나타난다. 이 기본적인 30가지 체질을 통해 사람의 체질을 파악하는 끝없는 분류가 가능하다. 세 구나는 삿뜨바, 라자스, 따마스, 혹은 조화, 활동, 비활동성으로 분류한다.

어떤 종류의 마사지라도 세포 내의 긴장과 억압, 무의식적인 감정과 잠재의식을 풀어준다. 세 구나를 이해하는 치료사들은 환자들의 내재된 의식에 대해 좀 더 깊은 통찰력을 얻을 수 있다. 잠재의식을 풀어내는 것이 아유르베다 마사지의 직접적인 목적은 아니지만, 치료사들은 누구라도 이 과정이 자연스럽게 일어나며 건강을 되찾는 중요한 원인임을 알 것이다. 나는 이 과정을 아유르베다 관점에서 설명함으로써 환자들이 자신의 상태를 이해하는 데 최선의 도움이 되도록 노력했다.

육체의 체질

10가지 체질은 바따, 삣따, 까빠, 바따/삣따, 바따/까빠, 삣따/바따, 삣따/까빠, 까빠/바따, 까빠/삣따, 바따/삣따/까빠이다.

마사지할 때는 7가지 체질 분류보다 10가지 분류가 더 유용하다. 내 고객 중 30-40%가 순수한 체질의 유형이다. 즉 고객 중 50-70%가 순수하게 바따 혹은 삣따 혹은 까빠로 이루어지지 않은 바따/삣따/까빠가 혼합된 유형이다. 바따/삣따 유형과 삣따/바따 유형을 차이점을 이해한다면 마사지에 임하는 방식이 완전히 달라진다. 환자의 정신적 기질에 대해 이해함으로써 나는 환자 개인에게 더 잘 어울리는 맞춤 마사지를 할 수 있다. 이 같은 치료를 목적으로 하는 마사지는 첫째, 사람을 치료하는 치료 행위이며, 둘째, 개인에 초점을 맞추고, 셋째, 신체적인 몸만이 아닌 몸/마음/영혼과 같이 환자의 전체적인 측면을 이해한다.

대부분의 아유르베다 관련 서적은 체질 측정법을 싣는다. 이 책에서는 개인의 본질을 측정하는 데 한계가 있고 단지 신체적 특징만을 살펴볼 뿐인 그러한 체질 측정법은 다루지 않는다. 대신 체질을 진단할 때 필요한 내용을 이 장에서 살펴본다. 모든 치료사는 이 내용을 배워야 한다. 설문지처럼 인공적인 방식보다는 이 내용이 환자를 이해하는 데 더 도움을 줄 것이다. 아유르베다가 처음이라면 체질 측정법에 따라 진단할 수도 있겠지만 이렇게 얻어진 체질은 가능한 한 빨리 잊어버리는 게 좋다. 당신 나름의 방식으로 뜨리도샤 이론을 이해하는 데 장애가 되기 때문이다.

10가지 유형 각각에 대해 간략한 설명을 하겠다. 각 유형은 다섯 바유(쁘라나) 중 한 가지 혹은 두 가지와 관련이 있다는 것을 기억하라. 이 점은 책을 읽어갈수록 명확해질 것이고 또 정확한 마사지를 행하는 데 중요한 내용이다.

바따

순수한 바따 유형은 아빠나 바유의 지배를 받는다. 이 유형의 사람들은 마르고 골격이 크거나 작다. 바따 유형은 매우 민감하므로 깊은 세포 마사지는 이 유형에 어울리지 않는 경우가 많다. 모든 바따 유형에서는 아빠나 바유가 매우 어지럽혀진 상태이며 다음과 같은 문제를 겪는다. 이들은 활동적이고 불규칙하며 재빠르고 신경이 예민하며 긴장되어 있다. 통증이 이동하며 주로 몸 표면에서 깊지 않은 힘줄 통증과 근육통이 있다. 이 통증들은 종종 몸을 변형시키거나 불구로 만든다. 모든 바따 유형은 순환이 좋지 않아 몸이 차다. 삶과 에너지에 대해 매우 접지(接地)되지 않은 태도를 보이며, 여성들은 월경이 힘들고 불규칙적이다. 월경 전에 엄청난 통증이 있다. 그리고 감정이 매우 급격히 변하고 사고의 위험이 있다.

바따/삣따

이 유형은 아빠나 바유와 사마나 바유의 지배를 받는다. 순수한 바따 유형의 사람보다 더 이동하는 통증을 많이 겪는다. 환자가 동의하거나 혹은 요구할 경우 잘 준비된 상태에서 깊은 세포 마사지가 가능하다. 이 유형의 사람들은 삣따보다 바따가 더 많다. 그러나 삣따가 바따보다 많은 경우도 이 유형의 30%나 되기 때문에 섣불리 판단해서는 안된다. 이 유형은 신경과민으로 매우 불안정해질 수 있고 쌓인 감정이 갑자기 폭발할 수 있다. 이들은 민감하므로 부드러운 터치로 마사지해야 한다. 바따보다 책임지는 것에 취약하며 더 스트레스를 잘 받는다. 여성은 바따보다는 월경이 덜 불규칙하지만 여전히 월경이 불규칙하고, 월경 전의 고통은 바따 유형보다 더 심하다. 사고의 위험이 높다.

바따/까빠

이 유형은 아빠나 바유와 비야나 바유의 지배를 받는다. 그들은 깊은 세포 내에 이동하는 둔한 통증을 느낀다. 바따 성향이 우세하지만 몸이 무겁다(까빠). 살펴보면 그들은 말과 정신적 기질의 속도가 빠르다. 그러나 터치에 민감하므로 깊은 세포 마사지를 하기 위해서는 순수한 까빠나 다른 까빠 혼합 유형의 사람들에게 시간을 두고 천천히 작업해야 한다. 충분한 준비가 있어야 깊은 세포 마사지가 가능하고 효과도 좋다. 바따가 우세한 모든 유형이 스트레스가 많지만 이 유형은 바따의 긴장과 엄청난 스트레스를 안으로 감추고 간직하는 경향이 있다. 여성들의 월경은 불규칙적이고 고통은 덜하지만 매우 심할 수 있다. 사고가 날 위험이 많고 일이 서투르다.

삣따

순수한 삣따 유형은 사마나 바유의 지배를 받으며 중간 체격에 속한다. 치료사가 능력이 있고 숙련된 사람이라고 믿으면 터치를 더 열린 마음으로 받을 수 있다. 이 유형은 주로 중간 세포 단계에서 근육의 한 부분에 강도 높은 통증을 느낄 것이다. 근육과 세포에 염증이 생기기 쉽다. 깊은 세포 마사지 시 환자는 감정이 격렬해지고 화를 낼 수 있다. 그러므로 깊은 세포 마사지를 할 때는 그들에게 미리 알려주고 정성을 들여 행하라. 그들은 감정이 격렬하고 활동적이고 지적이며 명확하고 의지가 굳다. 또 지배하려 하며 강하고 통제적이고 결단력이 있다. 성격이 급하고 열정적이며 순환이 좋고 손발이 따뜻하다. 여성은 월경 시 불규칙적이고 감정이 격렬해지며 국부적으로 강한 통증이 있고 양이 많다.

삣따/바따

사마나 바유와 아빠나 바유의 지배를 받으며 바따/삣다 유형보다 성질이 급하고 열정적이다. 강도 높고 날카로운 성질의 이동하는 통증을 느끼기 쉽다. 그들의 고통은 국부적이라 한 곳에 머물러 있을 가능성이 많지만 스트레스를 받으면 많이 이동한다. 신경의 긴장이 있을 때 근육 염증이 생기기 쉽다. 과도하게 일하고 스트레스를 받으며 날카롭고 강도 높은 근육통이 생긴다. 여성은 생리량이 많고 주기가 불규칙하며 이따금 통증이 있다.

삣따/까빠

사마나와 비야나 바유의 지배를 받는다. 삣따 유형 중 가장 차가운 성질을 지니며 깊고 강한 순환체계를 갖는다. 몸과 마음이 강건하며 근육이 잘 발달되어 있다. 마사지가 어느 정도 진행되면 깊은 세포 마사지를 실시하면 좋다. 그러나 삣따가 우세한 사람들은 깊은 세포 마사지를 하기 전에 정신과 몸이 잘 준비되어 있어야 한다. 근육통은 다른 삣따 타입보다 깊고 지속적이며 국부적이다. 여성은 월경이 규칙적이고 양이 많고 생리 기간이 길며, 월경 중 생리통이 있다.

까빠

수수한 까빠 유형은 비야나 바유의 지배를 받으며 체질 유형중 가장 강하고 골격이 가장 크다. 비만의 위험이 있으며 행동과 생각이 느리다. 이 유형의 사람들은 매우 안정되어 있으며, 치료사와 연결되어 있다는 느낌을 받고 마사지의 필요성을 이해하면 치료를 계속할 것이다.

이 유형은 의욕을 가지고 행동하는 일이 드물고, 변화는 점차적으로 그렇지만 확실하게 이루어져야 한다. 이 유형은 깊은 세포 마사지를 좋아하며 마사지의 첫 세션에서도 깊은 세포 마사지를 요구한다. 그들은 근육이 마사지되고 정체된 부분이 풀리는 느낌을 즐긴다. 발과 평평한 팔꿈치를 사용하는 두드림과 기술은 까빠에 가장 적합하며 바따에는 적합하지 않다. 이 유형의 통증은 깊고 국부적이며 둔하다. 순수한 까빠에 가장 좋은 것은 깊은 감정의 해방이다. 그러나 이런 종류의 풀어줌 즉 해방은 치료사와 환자가 좋은 관계일 때만 나타난다. 이들은 혈액 순환이 가장 느리고 정맥이 세포 깊숙이 존재한다. 여성들은 생리주기가 규칙적이고 통증이 거의 혹은 전혀 없다. 통증이 있다 해도 둔한 성격의 통증이지 날카롭지는 않다. 월경 전과 월경 중의 기간에 기분이 침체될 수 있다.

까빠/바따

이 유형의 사람들은 비야나 바유와 아빠나 바유의 지배를 받는다. 세포 깊이 긴장을 안고 있다. 깊은 세포 마사지가 필요하지만 그 전에 감정적으로 준비가 되어 있어야 한다. 매우 민감하고 세포 깊이 많은 것들을 끌어안고 있는 이들이다. 깊은 세포 마사지를 하면서 그 내재된 것들을 풀어내지 않으면 마사지의 효과를 볼 수 없다. 공포가 종종 세포 깊숙이 자리하고 있다. 중간 혹은 몸 표면에 이동하는 둔한 통증이 있다. 주로 삶에 있어서 좋은 에너지를 지니고 있고 활동적이며 관심사가 다양하다. 몸 상태는 스트레스에 의해 좌지우지된다. 불규칙하고 느린 순환체계를 갖고 있어 모든 유형 중 최악의 순환 기능이다. 여성들은 월경주기가 규칙적이지만 이따금 둔한 통증이 몇 달 동안 있고 기분이 침체되기도 한다.

까빠/삣따

비야나 바유와 사마나 바유에 의해 지배된다. 까빠 유형 중 가장 호전적이고 활동적이다. 과체중은 아니나 몸집이 크고 순환이 깊고 양호하다. 깊은 세포 속에 강도 높은 통증이 있으며, 이 통증은 국부적인 경향이 있다. 그러나 통증은 스트레스나 업무의 긴장이 있을 때 그리고 매우 감정적인 상태에서만 발생한다. 집이나 직장에서 스트레스가 없으면 통증을 느끼지 않는다. 여성의 월경은 규칙적이며 주기에 상관없이 생리를 하거나 많은 양, 둔한 아픔으로 고통을 겪기도 한다.

바따/삣따/까빠

쁘라나 바유의 지배를 받으며 삣따보다는 크고 까빠보다는 작은 체격이다. 통증이나 건강상의 문제 없이 건강하다. 이런 유형의 사람은 만난 적이 없어서 뭐라 말할 수는 없고 10가지 유형 중 가장 드물다.

쁘라나 바유는 다섯 바유를 통제하는 역할을 하며 건강에 관련되어 있다는 사실을 짚고 넘어 간다. 달리 말해, 쁘라나 바유의 반대격인 아빠나 바유는 질병 발생과 관련이 있다.

하위 도샤들

각 도샤는 다섯 가지의 하부 기질을 갖고 있다. 각 하부 기질들은 몸의 체계와 기능을 조절한다. 증상이 어떤 도샤의 불균형으로 나타나는지 이해하면 치료사에게 많은 도움이 된다. 아래는 완전한 목록은 아니지만 치료사들에게 유용할 것이다.

바따
일반적으로 바따는 몸과 마음의 모든 움직임을 통제한다. 사람의 몸과 기질에 있어 움직임의 기초가 된다. 그래서 움직임을 통제하는 신경 기관과 직접적으로 연결되어 있다. 순환, 호흡, 근육 운동, 동력 기능, 오감, 배변, 수유, 월경, 성기능, 땀 분비, 뼈, 뼈 구조와 관련된다. 바따가 높으면 몸의 진액이 마르고, 바따가 낮으면 행동이 느리고 굼뜨다. 삣따와 함께 호르몬 분비를 통제하기도 한다. 삣따와 까빠는 바따가 없을 경우 자력으로 행동하지 못한다. 바따의 하부 기질들에서는 이 일반적인 바따의 기능을 좀 더 다양한 측면에서 소개한다.

쁘라나 바유 들숨, 다른 네 가지 바유, 오감, 사고, 건강, 적절한 성장 조절
불균형의 증상 감각 상실, 걱정과 불안, 불면, 건조, 수척해짐, 일반적 질병

아빠나 바유 제거, 성기능, 월경, 하체의 움직임과 질병 통제

불균형의 증상 변비, 월경 문제, 건조, 소변 기능, 질병

사마나 바유 소화 기능, 명치, 쁘라나와 아빠나 바유 간의 균형을 통제
불균형의 증상 소화 장애, 설사, 영양흡수 장애, 건조

우다나 바유 날숨, 말, 상체의 움직임, 어린아이의 성장 조절
불균형의 증상 목과 말의 장애, 의지력 부족, 피로, 열징 부족

비야나 바유 몸 전체의 신경 기관, 심장 기능, 혈액 순환 조절
불균형의 증상 관절염, 신경 쇠약, 순환 장애, 활동 장애, 관절 장애, 뼈 장애, 신경 장애

삣따

일반적으로 삣따는 몸의 신진대사를 관장한다. 정신적, 육체적 변화를 일으킨다. 생각, 감정, 음식을 소화하거나 변화시킨다. 열과 열로 인해 발생하는 장애를 통제하며, 바따와 함께 호르몬 분비를 통제한다. 몸과 혈액 관련 불의 기관을 관장하며, 혈액을 통해 장애가 있는 상태로 이동한다. 모든 염증은 과도한 삣따로 인해 일어나며, 낮은 삣따는 신진대사의 저하와 높은 까빠로 이어지고 과도한 삣따는 까빠를 태워버리는 열을 발생시킨다. 하부 기질에서 더 상세하게 살펴보자.

알로짜까 삣따 시력 통제, 눈에 보이는 것을 소화
불균형의 증상 눈 장애, 시력 저하

사다까 삣따 심장 기능 통제, 사고와 감정 소화
불균형의 증상 심장 장애, 억눌린 감정, 지나친 화, 정제되지 않은 감정

빠짜까 삣따 위의 소화 담당
불균형의 증상 위궤양, 속 쓰림, 탐식, 소화 장애

란짜까 삣따 간, 쓸개의 소화 기능 담당
불균형의 증상 화, 적개심, 담즙 과다, 간 질환, 피부 질환, 혈액의 독소, 빈혈

바라자까 삣따 피부의 신진대사
불균형의 증상 피부 질환, 여드름, 피부 염증

까빠

일반적으로 까빠는 몸과 마음의 안정을 책임진다. 몸과 마음의 통합에 기초가 된다. 혈장, 혈액, 근육, 지방 세포의 형태로 몸에 존재한다. 몸의 기초가 되고 윤활을 담당한다. 또한 유연성과 성장도 조절한다. 습기과 체액 보유를 조절하고, 높은 까빠는 바따를 제한하고 삣따를 완화하며 정체를 유발한다. 까빠가 거의 없으면 바따가 매우 높아 건조와 갈피를 잡지 못하는 사고와 행동을 한다. 하위 기질들을 보자.

따빠까 까빠 뇌수, 비강 통제
불균형의 증상 비강 문제, 두통, 후각 마비

보다까 까빠 맛, 탐식, 소화, 침 분비 담당
불균형의 증상 과식, 단 음식에 대한 탐욕, 목과 입 주위의 울혈

아바람바까 까빠 심장과 폐, 등 위쪽 주위의 체액, 윤활
불균형의 증상 폐와 심장의 정체, 척추의 뻣뻣함, 무기력

끌레다까 까빠 뼛따의 담즙과 균형, 소화 과정에서의 윤활, 내부 윤활
불균형의 증상 위장 비대, 느리거나 정체된 소화, 점액(콧물) 증대

슬레사까 까빠 관절의 윤활과 움직임 도움
불균형의 증상 관절 장애, 관절의 부종, 뻣뻣한 관절, 움직일 때 통증

정신적 구성

  어떤 사람의 정신 상태를 파악하려면 그 사람의 체질과 마음에서 우세한 구나를 구분할 수 있어야 한다. 일반적으로 정신적 기질은 몸을 따른다. 뼛따/바따 유형의 기질에서 정신적으로 바따가 우세한 경우가 있다면 이 사람은 바따/뼛따이다. 그 이유는 마음 혹은 정신의 기능이 몸보다 우월하기 때문이다. 이 사실을 증명하기 위해 당신 자신의 삶을 돌아보라. 다른 것에 열중해 있어서 식사를 물린 적이 여러 번 있지 않은가. 몸은 배고프다고 말하고 있지만 당신이 바빴기 때문에 몸은 기다려야 했던 것이다.

이런 식으로 열 가지 체질 유형은, 혼합 유형의 경우, 마음 안에서 어떤 도샤가 우세한지 판단하기 위해서도 이용될 수 있다. 마음은 몸보다 강하므로 마음에서 지배적인 도샤를 앞 자리에 두면 치료사가 환자의 기질을 파악하는 것은 간단하다.

그러므로 체질이 정해지면 마음에서 우세한 구나를 보라. 이것은 부가적이지만 매우 중요한 문제이다. 아래에 다른 유형이 명시되어 있다. 이것은 종합적인 시각이 아니며 시작에 불과하다. 구나는 환자가 어떤 치료가 가능하고 가능하지 않은지 알려주므로 중요하다.

구나는 정신적 성향의 기초와 가치 있게 여기는 것이 무엇인지 알려준다. 구나는 환자의 마음이 새로운 아이디어나 치료에 열려 있는 정도를 말한다. 그리고 건강에 좋은 습관과 나쁜 습관을 나타낸다. 따마스나 비활동성이 많으면 마음은 둔해지고 몸은 무기력해진다. 따마스는 자연스러운 수면 상태이지만 그 자리에 머물러 있으며 깨어나지 않은 상태이다. 우세한 구나에 따라 치료사의 치료가 무효가 되기도 하고 더 효과를 보기도 한다. 따라서 세 구나에 대해 깊이 이해하면 어떤 치료사에게라도 도움이 된다.

구나와 관련된 중요한 개념들을 설명한다.

삿뜨바 평화, 행복, 조화, 순수, 지혜, 깨끗함, 명확함, 영감, 지식, 건강

라자스 활동, 호전성, 지배, 날카로움, 움직임, 쉬지 않음, 붉음, 화, 날카로움, 권력지향, 일, 행동

따마스 둔함, 느림, 죽음, 무기력, 멍청함, 폭력, 변태의, 어두움, 독,

질병, 숨어 있음, 자력으로 할 수 없음, 잠

생명은 이 세 구나로 이루어지며, 각각의 구나는 잠과 같이 그에 맞는 자리가 있다. 문제는 깨어 있는 동안 따마스나 라자스가 정신에서 우세할 경우이다. 요가는 순수한 지혜를 삿뜨바적이라고 하는데, 따마스는 그 반대인 둔함이다. 라자스는 삿뜨바와 따마스의 중간이며 요가는 라자스를 사용하여 따마스를 자극하고 변화시킨다. 라사스는 삿뜨바에도 사용된다. 대부분의 사람들은 라자스와 따마스가 혼합되어 있다. 우리의 식단과 문화가 매우 따마스적이기 때문에 그렇다. 우리가 정신적으로 육체적으로 섭취하는 것은 궁극적으로 우리 자신이 된다. 따라서 정신적으로 육체적으로 소화된 것은 우리 몸과 마음과 영혼에 남는다.

삿뜨빅 마음

삿뜨바적 마음은 조화롭고 유연한 정신을 나타낸다. 삿뜨바적인 사람은 유연하며 순간순간 응답한다. 그들은 감정적으로 상황과 잘 어울린다. 즉, 당신이 내 발을 밟았을 때, 나는 당신의 머리를 후려갈기지 않는다. 나는 "아, 당신이 내 발을 밟았네요."라고 말할 것이다. 삿뜨바적인 사람은 새로운 것에 열려 있으며 의견을 완고하게 고집하지 않는다. 이들은 평화적이며 갈등을 일으키거나 갈등 상황에 얽히지 않는다. 그들은 혼자일 수도 있고 사람들과 함께 할 수도 있다. 자연을 즐기고 마음이 평화롭다. 그래서 그들은 숙면을 취하며, 과거나 미래에 의해 방해받지 않는다. 그들은 의욕이 넘치지만 지나치지는 않다. 믿

음직스럽고 영감과 날카로운 지성을 갖추고 있다. 샷뜨바적인 마음은 영적 수련, 명상, 다른 이를 위한 기도와 봉사에서 길러진다. 샷뜨바의 생활에는 라자스와 따마스의 물질을 제거한 식단이 요구된다.

라자식 마음

라자스적 마음은 활동적인 상태를 나타낸다. 라자스적인 사람은 자기 의견을 매우 고집하며 완고하게 사고한다. 종종 상황에 맞지 않는 감정으로 대처하며, 정신적으로 밝고 적극적이다. 그들은 활동적이고 활기차지만 종종 멈추거나 천천히 하는 법을 모른다. 매우 의욕적이고 항상 바쁘며, 휴식을 시간 낭비라고 생각한다. 갈등 상황에 얽히는 적이 많고, 물건을 사용하기 좋아하고, 생각을 많이 한다. 라자스적인 사람은 치료가 효과적이고 시간과 에너지를 낭비하지 않는다고 생각하면 어떤 치료에도 적극적으로 임한다. 그들은 좋은 사람들이고 다른 이들에게 동기를 부여한다. 그러나 종종 어떻게 해야 하는지 판단이 부족하다. 불면을 겪고 생각을 멈추기 어렵다.

따마식 마음

따마스적인 마음은 정체된 상태로 나타난다. 따마스적인 사람은 재치가 없고 지적이지 못하다. 의욕이 없고, 주위의 강제가 없으면 아무것도 하지 못한다. 혹은 그들 자신을 강제하기도 한다. 그들은 잠을 많이 자고 많이 먹고, 모든 면에서 지나치게 행한다. 감정적으로 우울해질 때가 많고 주위 사람들을 지치게 하므로 좋은 친구가 될 수 없다. 따마스적인 사람들은 도둑이고 살인자이고 다른 이들을 착취한다. 그들은 모든 종류의 악과 어울리고 마약을 한다. 모든 제약회사의 제품들은 본질적으로 따마스적이며 사람의 마음을 따마스적으로 만든다. 따마스적인 사람들은 공장에서 포장된 정크 푸드와 흰 설탕과 같은 정제된 음식을 먹는다. 고기와 술은 따마스이며 마음에 둔함과 폭력을 낳는다. 따마스적인 사람들은 무기력하고 삶의 아름다움에 감사할 줄 모른다. 돈과 성적 환희에 사로잡혀 있으며 진정한 의견 없이 대중의 의사를 따른다. 그들은 좋은 환자가 아니며 치료사에게 스스로 찾아오는 일이 거의 전혀 없다. 변화를 만들어낼 수 있는 어느 정도의 라자스가 없으면 따마스 환자를 치료하는 일은 매우 어렵다.

이 이야기를 들을 때는 상식을 동원하라. 어떤 사람이 따마스적 성질이 있다면 그 사람은 자기파괴적이고 만성 우울에 시달리고 있을 수도 있다. 그러나 따마스적인 사람 모두가 마약판매상에 살인자일 리는 없다. 같은 맥락에서 모든 라자스적 사람들이 권력에 굶주린 정치가는 아니다. 단, 권력에 굶주린 모든 정치가는 라자스적이다!

사람들은 어느 정도 이 세 구나를 모두 갖고 있다. 서구 문화에서는 삿뜨바적인 사람은 거의 없다. 치료사로서 당신은 라자스 혼합 유형의 사람들, 그러니까 라자스가 우세하고 따마스 혹은 삿뜨바와 결합된 유형의 사람들을 만나게 될 것이다. 진정한 따마스 사람들은 치료받으러 오지 않을 것이다. 대신에 그들은 당신이 집으로 갈 때 강도짓을 할지도 모른다.

내가 치료할 때 효과를 보지 못한 사람들은 주위에서 치료를 받으러 가라고 강제한 경우였다. 나는 두 가지 상황이 만족되지 않으면 환자를 받아들이지 않는다. 첫째, 환자가 스스로 회복되기를 원해서 자의

로 치료를 받으러 올 경우, 둘째, 그들이 내 치료의 가치를 알아서 치료비를 지불할 경우이다. 이 두 가지 조건은 치료가 성공할 수 있는 충분한 라자스가 환자에게 있다는 것을 보여 준다. 조건이 충족되지 않으면 따마스가 지배적이라서 치료가 성공적이지 못하다. 그들의 건강을 책임질 준비가 되어 있지 않은 따마스의 사람들은 증상에 따라 약국에서 파는 약을 사 먹는 것이 더 낫다.

이 관찰에는 판단이 들어가 있지 않다. 사람들의 기능에 대한 관찰일 뿐이다. 마사지는 어떤 종류의 치료이든 모두를 치료할 수는 없다. 세 구나와 그 기능을 이해하면 치료사는 사람들을 도울 수 있다. 어떤 사람에게는 일반 의사를 소개하는 것이 자연치료보다 나을 수도 있다.

---

3) Atreya, *Practical Ayurveda: Secrets of Physical, Sexual & Spiritual Health*, York Beach, Me; Samuel Weiser, Inc. 1998

4) Dr. Robert Svoboda, *Prakruti: Your Ayurvedic Constitution*, Albuquerque, NM: Geocom, Ltd. 1989

2 아유르베딕 마사지에서 쁘라나의 중요성

"라지스의 다섯 가지 미묘한 요소들이 합쳐져서
쁘라나를 불러일으킨다. 그리고 다시 결합한 요소들은
기능의 차이에 따라 다섯 개로 나누어진다."

— 빤짜다시, 1장 22절

아유르베다 혹은 아유르베다 마사지의 비밀은 쁘라나이다. 사실 아유르베다 의학은 쁘라나의 과학이다. 치료사가 쁘라나의 힘, 기능, 흐름, 접합, 발현을 이해하기만 하면 그 치료사는 마사지의 비밀뿐 아니라 모든 자연치유의 비밀을 알게 되는 것이다. 궁극적으로 마사지든 다른 치료든 치료사가 작업하는 것은 쁘라나이다.

쁘라나에 대한 지식은 쉽게 주어지지 않는다. 이 지식을 발견하기도 어렵지만 이해하기도 어렵다. 나는 쁘라나의 비밀을 오랜 세월 가르치고 있지만 학생들 중 누구도 쁘라나의 신성(神性)을 완전히 이해하지는 못한다. 쁘라나와 친해지면 쁘라나가 당신을 위해 모든 것을 할 것이다. 쁘라나를 존중하고 가치 있게 여긴다면 쁘라나가 당신을 도와줄 것이다. 쁘라나를 숭배한다면 다른 세계로 인도해 줄 것이다.

쁘라나란?

이따금 인류는 그 시야를 넓히기 위해 불가능한 것을 시도한다. 내가 쁘라나를 설명하는 것도 이런 맥락에서다. 그 이유는 쁘라나는 생명과 동의어이기 때문이다. 쁘라나 없이 그 어떤 것도 살지 못하며 숨쉬거나 움직이지 못한다. 살아 있는 것, 생명이 곧 쁘라나라고 할 수 있다. 세상의 잣대로 혹은 물리적으로 쁘라나를 이해할 수도 있다. 그러나 다른 수준에서 쁘라나는 알 수 없는 신비로운 것이다. 우리가 마사지에 쓰는 기술은 물리적이고 꼭 필요하지만 나는 여기서 쁘라나를 먼저 소개하고자 한다. 첫째, 전통을 따르고, 둘째, 진정한 치료를 하기 위해서이다.

내가 처음 마사지를 배운 스와미 아난다 선생님께서는 쁘라나의 신비함을 이해하셨다. 12년이 지난 지금까지 나는 선생님과 같은 사람을 만나지 못했다. 선생님께서는 쁘라나에 대해 말씀하실 때마다 눈물을 흘리시고 감정에 압도되어 말을 잇지 못하셨다. 세월이 지나고 나도 옛사람들이 쁘라나라고 부른 이 심오함을 사랑하게 되었다. 산스끄리뜨어로 쁘라나는 '근본적인 에너지'를 뜻하며 '쁘라'는 '이전'을 뜻하고 '아나'는 '호흡 혹은 호흡 에너지'를 뜻한다. 쁘라나의 신비를 이해하면 생명의 신비를 이해한 것이다.

나는 저서 《실용적인 아유르베다》에서 쁘라나를 어느 정도 설명했고 심지어 중국의 기(氣) 개념과 비교하기도 했다. 핵심은 기가 쁘라나와 다르다고 말하는 사람들은 기와 쁘라나의 본질 어느 것도 제대로 이해하고 있지 못하다는 것이다. 마음은 나누고 분류하는 것을 좋아한다. 첫째, 가장 분별적이고 피상적인 지적 이해가 있다. 이 이해가 경험적인 이해로 바뀌면 다른 수준의 구분이 생기는데, 이 구분은 정도가 덜하지만 여전히 구분을 짓는다. 다음으로 어느 순간 경험적인 이해가 멈추고 나면 치료사는 마사지에 '합일'하게 된다. 이 같은 합일의 이해 단계에서는 기와 쁘라나에는 차이가 없다. 나눔에 대한 얘기는 개인의 발달 정도를 나타내는 것이지 미묘한 에너지 자체가 변하는 것은 아니다.

쁘라나는 눈에 보이지 않는 뿌루샤이기도 하고, 눈에 보이는 활동을 하게 하는 쁘라끄루띠이기도 하다. 뿌루샤와 쁘라끄루띠의 결합에서 우주가 만들어졌는데 이 두 가지 우주적 힘은 고대 창조의 시각에서 본 현시의 원인이다. 눈에 보이지 않는 상태에서는 의식의 에너지, 즉 뿌루샤 샥띠이고, 가시적인 상태에서는 창조의 에너지, 즉 쁘라끄루띠 샥띠이다. 이 두 가지 힘은 많은 후세의 표현을 통해 쁘라나로 이해된다. 전자는 항상 의식적인 측면이며, 후자는 활동적이고 물질적인 측면이다. 우리는 몸에서 의식 속에서 생각의 움직임으로 혹은 신진대사의 본능적인 기능으로 이 두 힘을 인식한다. 그래서 쁘라나는 창조의 뿌리이며 어떤 것도 쁘라나 없이는 존재할 수 없다.

어느 현자가 앉아 명상하며 의식을 초월한 사마디의 상태에 접어들었다. 그는 몸과의 접촉을 상실했고 그의 영혼은 비현현의 의식과 합일되었다. 그의 몸은 요가 자세로 똑바로 앉아 있었다. 시간이 갈수록 그의 몸은 상태가 악화되어 부패되기 시작했다. 벌레와 동물이 그 몸을 조금씩 갉아먹었고 시간이 갈수록 살은 썩어갔다. 어느 날 현자는 자각을 조금 움직였고 몸에 대한 지각을 다시 회복했다. 그러나 그의 몸은 이제 무너진 뼈와 피부의 마른 거죽에 지나지 않았다. 그의 의식이 돌아오자 생명력인 쁘라나도 돌아왔다. 그가 완전히 깨어나자 그의 몸은 그가 떠났던 그대로 젊고 건강하게 돌아왔다.

이 고대의 이야기는 쁘라나와 영혼의 깊은 관계를 잘 보여준다. 영혼이 그 몸을 잡고 있는 한 몸은 죽지 않는다. 그래서 이 이야기 속의 요기가 우주적 의식에 머무는 동안 몸은 '죽음에 이르지' 않았다. 몸과 영혼의 관계는 쁘라나 때문이다. 영혼이 쁘라나를 떠나면 생명력도 사라지므로 쁘라나를 종종 '생명력'이라고 부른다. 위의 이야기는 현자의 오랜 세월의 노력을 간과했으므로 바람직하지 않다. 우주적 자아에서 완전히 순수하지 않았기 때문에 물리적인 분리체를 인식하고 다시 돌아온다. 종종 쁘라나는 영혼으로 불린다.

전통적으로 뿌루샤와 쁘라끄루띠의 원천을 발견하는 방법은 두 가지가 있다. 하나는 생각의 흐름을 따라 그 근원을 찾아내는 것이고, 다른 하나는 쁘라나의 근원을 따라가는 것이다. 쁘라나와 작업하는 것이 요가, 즉 신성과의 결합이라고 할 수 있다. 마음을 통해서도 요가에 이를 수 있다. 이 방법을 행하는 비밀은 눈에 보이는 상태와 보이지 않는 상태 이전에 실재가 있었음을 아는 것이다.

베다에서 '마음'의 정의를 내릴 필요가 있겠다. 마음은 견고하지 않고 여러 가지 다른 미묘한 요소로 구성되어 있으며, 이를 통틀어 마음이라 한다. 마음의 첫 단계는 지성 즉 이성이고, 두 번째 단계는 감정과 느낌을 주관하는 무의식의 마음이다. 세 번째 단계는 다른 두 단계의 마음에 기초가 되고 기억을 주관하는 근본적 지혜이다. 마지막 단계의 마음은 앞서 말한 모든 단계의 마음이 존재하는 순수한 자각이다. 요가와 아유르베다에서는 마지막 단계의 마음을 삿뜨바적이라고 말하며 이 책에서는 이 네 가지 단계의 마음을 통틀어 '마음'이라고 한다.

마음 혹은 쁘라나의 근원을 찾는 위 두 가지 방법을 사용하는 맥락 안에서 두 가지 부가적인 빙법이 있는데, 그것은 강제, 혹은 친교/의지, 혹은 숭배/통제, 혹은 소통/힘, 혹은 즐거움이다. 요기나 무술 고수는 쁘라나에 대해 힘 혹은 통제의 방식을 따른다. 치료사는 쁘라나와 친구 되기, 숭배, 소통의 방식을 따른다.

마음에도 이 방식은 마찬가지로 적용된다. 마음을 통제하거나 마음과 친구가 될 수 있다. 쁘라나와 마음에 통제하는 방식은 가장 불확실하다. 당신의 의지가 강하면 시간을 들일 경우 마음과 쁘라나의 움직임을 통제하는 데 성공할 것이다. 통제의 방식을 선택한 사람들에게는 20년 혹은 평생이 통제하는 법을 배우는 데 정상적으로 걸리는 시간이다.

치료사로서 나는 당신이 마사지를 좀 더 빨리 하기 위한 비밀을 구하기 위해 이 책을 읽는다고 생각한다. 그러므로 여기서 전통적 요가의 통제 방식 대신에 대안적인-적어도 서양에서는-방식을 설명한다. 박띠 요가 혹은 헌신이 대안적인 방식이다. 쁘라나 혹은 마음과 친구가 된다면 통제와 같은 결과를 낳게 된다. 그리고 이 방식은 의지로 행하는 통제의 방식보다 낫다고 나는 생각한다. 게다가 당신이 믿고 따르기만 하다면 성공은 보장할 수 있다. 쁘라나를 '터치'하기만 하면 그것은 어려운 일이 아니라 아름다운 일이 된다. 그뿐 아니라 쁘라나와 소통하게 되면 '생명'과 사귀게 된다. 치료사에게 매우 중요한 일이다. 치료 전문가로서 생명에 대한 태도는 매우 중요하다. 생명에 대한 긍정적인 태도는 성공적인 마사지와 환자의 회복을 낳고, 부정적인 태도는 환자의 상실, 우울, 치료 실패로 이어진다.

그러므로 쁘라나의 주된 비밀은 쁘라나와 강한 소통 관계를 맺는 것이다. 누군가와 친구가 되면 당신은 그들을 도울 것이다. 이것이 친교의 정의다. 바른 태도로 쁘라나에게 친구되기를 허락한다면 쁘라나는 당신과 친구가 될 것이다. '올바른 태도'란 전통적으로 헌신이라고 알려져 왔다. 헌신이 우리 사회에서 개인적 에고라는 부정적 의미를 지니고 있다면, 헌신 대신에 친교라고 말할 수도 있다. 핵심적으로는 다 같은 말이다. 다른 말로는 쁘라나가 일으키는 경외심과 경이감을 뜻하기도 한다. 이런 의미에서 존경과 존중이 합해진 경외감과 신비를 당신의 마음 속에서 발전시키는 것은 서양 사람들에게는 헌신을 뜻한다. 이것은 적어도 좋은 시작이다. 신실한 사람에게는 시간이 흐르면 자연스럽게 헌신이 찾아온다.

당신이 내 조언을 따르면 마사지가 급격히 향상됨을 보장한다. 사람 사이의 우정처럼 당신과 쁘라나의 관계도 시간이 갈수록 깊어질 것이다. 쁘라나와 관계가 깊어지면 치료와 마사지가 질적으로 향상된다.

"쁘라나와 아빠나를 사랑하는 자는 이 세상에 다시 태어나지 않으며 모든 구속으로부터 자유로울 것이다."[5]

몸의 물리적 단계에서 쁘라나는 몸의 기관에 영혼을 불어넣는 생명력이다. 나디와 짜끄라를 통해 쁘라나가 움직임으로써 이 단계가 이루어진다. 나디에서 쁘라나의 움직임은 짜끄라를 물질적으로 나타내면 더 쉽게 읽힌다. 여기서 짜끄라는 의식의 변화를 이끄는 미묘한 짜끄라와는 아무 관련이 없다.

내가 이 책에서 다른 저서에서 설명한 바 있는 짜끄라 관련 얘기를 하는 것을 이해해 달라.[6] 중요하기 때문이다. 요가 전통의 짜끄라에 대한 오해가 있다. 20세기 들어서 신지학회(Theosophical Society)에서 발생한 오해인데 짜끄라와 요가의 미묘한 구조는 전혀 다른 얘기다. 여기서 불거진 오해가 서양의 뉴에이지 그룹들에 의해 부풀려져 왔다. 고대의 문헌들을 읽으면 그 차이는 극명하다. 짜끄라를 물리적 변화의 수단으로 보는 시각과 의식 변화의 수단으로 보는 시각이 있다. 치료사들은 짜끄라의 물리적이고 에너지적인 적용에 관심을 가져야 한다. 짜끄라를 의식 변화의 수단으로 보는 것은 꾼달리니 요가의 분야이다.

요가 경전에 따르면, 사람은 이 미묘한 짜끄라들을 바로 의식과 연결시킬 수 없다. 사람은 영적 수련을 통해 미묘한 짜끄라를 발달시켜야 의식에 대해 작업할 수 있다. 미묘한 짜끄라와 달리 에테르적이고 물리적인 짜끄라는 '의식'과는 아무 관련이 없다. 물리적 짜끄라는 단순히 나디를 통해 쁘라나가 지나는 '에너지 정거장'이다. 대안수련자들이 '짜끄라를 연다'라고 말할 때는 그들이 아는지 모르겠지만 물리적인 짜끄라를 지칭한다. 투시력을 가진 사람들이 그들의 미묘한 시각으로 보는 센터 또한 이 물리적인 짜끄라이다. 몇 천 년을 두고 내려오는 요가 경전에 이 점이 잘 나타나 있다. 짜끄라에 대해 혼란이 있는 것은 서양에서는 아주 최근의 일이다.

  이 점에 대해 반복하는 것이 내 의도는 아니지만, 사과는 사과에 비교해야지 사과를 오렌지에 비교해서는 안 될 일이다. 아유르베다와 요가에서 짜끄라가 의식의 맥락에서 쓰이는 경우는 꾼달리니 요가와 라야 요가뿐이다. 끄리야 요가도 이 맥락에서 쓰인다. 이 요가의 방법은 평생에 걸쳐 결과를 얻는 것이지 2-3년 내에 할 수 있는 게 아니란 걸 알아야 한다. 《탄트라 요가》[7]라는 책을 참고하라. 아유르베다와 다른 요가들은 모두 짜끄라를 순환과 나디에서 쁘라나의 분배를 돕는 물리적인 마르마, 혹은 쁘라나 에너지의 민감한 포인트로 해석한다(그림 1 참고).

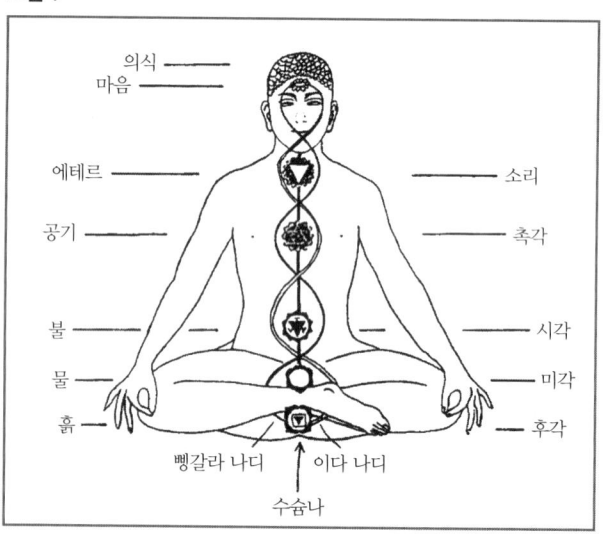

그림 1

쁘라나와 마음

쁘라나와 마음은 매우 밀접하게 얽혀 있어 분리할 수 없다. 쁘라나에 대한 언급은 순수한 지혜와 사뜨바적 마음에 대한 언급이다. 같은 동전의 양면이다. 쁘라나 없이는 의식의 움직임도 없고, 지혜 없이 그 움직임에 방향이 있을 수 없다. 쁘라나와 마음은 함께 활동하며 위에서 말한 방법들은 좋은 방법들이다. 당신은 쁘라나에 대해서만 작업하고 있다고 여길지 몰라도 마음에도 영향을 미치고 있다.

위대한 베다 현자인 바시슈따는 이 관계를 이렇게 묘사한다.

"생명력을 통제하면 마음 또한 제한된다. 물건이 없어지면 그림자가 없어지듯이 생명력이 제한되면 마음도 없어진다."[8]

베다 경전에서 그림자와 형체의 비유는 쁘라나가 참나/근원/'뿌루샤와 쁘라끄루띠가 생성되는 무형의 것'의 그림자임을 반복하여 말해준다. 고대의 경전 《쁘라즈나 우빠니샤드》에 따르면 마음이 쁘라나에 의해 참나에 이르게 된다.

"참나로부터 쁘라나는 태어났다. 사람이 있을 때 그 그림자가 지는 것처럼 쁘라나는 참나에 붙어다닌다. 마음의 작용 때문에 사람은 몸에 이른다."[9]

이 이해는 사람의 몸에 효과적으로 작업을 하기 위해 필수적이다.

2. 아유르베딕 마사지에서 쁘라나의 중요성

대량의 세포, 인대, 혈장에 작업하는 것이 아니라 형태로 나타나 있는 신성에 작업하는 것이다. 당신의 환자가 그렇지 않더라도 항상 이 점을 기억하라.

다섯 쁘라나

쁘라나는 다섯 갈래로 나뉘어 몸의 모든 움직임과 기능을 지원한다. 아유르베다에서 움직임의 도샤인 바따와 다섯 갈래의 쁘라나는 연결되어 있다. 쁘라나가 바깥쪽으로 움직이는 것이 바따이다. 영적 수련과 명상을 통해 쁘라나가 내재화되면 건강한 상태로 쁘라나가 잠재한다. 쁘라나가 감각과 마음을 통해 바깥쪽으로 움직이기 시작하면 쁘라나는 바따가 된다.

각각의 도샤는 정제된 혹은 잠재적이고 미묘한 상태에 있다. 삣따의 미묘한 상태는 떼자스이고, 까빠의 미묘한 상태는 오자스이다. 위에서 인용한 프롤리 박사의 《딴뜨라 요가》에서 도샤의 미묘한 상태에 대해 잘 설명하고 있다. 이것은 도샤의 미묘함을 개발함으로써 치료사는 더 좋은 치료를 하게 된다. 도샤와 게임을 한다기보다 요가의 연금술적 과정이라고 하는 편이 더 적합하다. 도샤는 지나치면 질병이 된다. 그러나 쁘라나와 떼자스와 오자스를 더 많이 생성하기 위해 도샤는 어느 정도 넘치는 상태여야 하는데 가르침과 훈련 없이 이런 상태를 만들기는 어렵다.

다섯 갈래 쁘라나는 일반적으로 다섯 바유라 불린다. 하위 바유들을 발생시키는 우주적 쁘라나와는 다르지만 여기서는 혼동을 막기 위해 바유라는 개념을 쓰겠다. 다섯 바유가 몸에서 담당하는 역할에 대해서는 1장의 바따의 하위 기질에 대한 설명을 참고하라.

쁘라나 바유

앞쪽/안쪽으로 움직이는 공기이다. 몸으로 들어오는 모든 것이다. 쁘라나 바유는 머리와 심상에 자리 잡고 있다. 사고, 들숨, 감정, 감각 기능, 기억, 태양으로부터 우주적 쁘라나 받아들이기, 뜨거운 태양의 쁘라나를 관장한다. 우리가 움직이는 데 쓰이는 기초 에너지를 제공한다. 강한 쁘라나는 건강의 근원이다.

아빠나 바유

아래쪽으로 움직이는 공기이다. 아래쪽/바깥쪽으로 움직인다. 결장에 자리 잡고 있으며 소변, 땀, 월경, 오르가즘, 배변과 같은 배출 작용을 관장한다. 지구와 달로부터 우주적 쁘라나, 차가운 달의 쁘라나를 받는다. 부정적 감정의 배출을 돕고 정신적 안정을 준다. 면역체계의 기초 에너지이며 아빠나 바유가 어지러우면 질병의 근원이 된다.

우다나 바유

위쪽으로 움직이는 공기이다. 척추를 위로 움직여 우리를 신성과 다시 연결해 준다. 목에 자리 잡고 있으며 말을 관장한다. 태양과 달/하늘과 땅/남성과 여성의 에너지에 연결되어 있다. 영적 발전을 담당한다. 정신적 힘과 현상, 창조적 표현을 관장한다. 꾼달리니의 발달은 우다나와 연결되어 있다. 몸의 성장을 담당한다.

사마나 바유

균형을 잡아 주는 공기이다. 주변에서 중심으로 움직인다. 배꼽에 자리 잡고 있으며 소화기를 관장하고 쁘라나와 아빠나 바유를 조화롭게 한다. 공기/감정/느낌을 소화하도록 돕는다. 뜨거운 태양의 에너지로 사마나가 소화하는 것은 비야나 바유가 된다.

비야나 바유

널리 퍼진 혹은 바깥쪽으로 움직이는 공기이다. 중심에서 주변으로 움직인다. 심장에 위치하지만 몸 전체에 퍼져 있다. 다른 쁘라나와 세포를 통합하고 신경계와 근육 작용을 통제한다. 몸을 지탱해 준다. 음식/혈액/감정의 순환을 담당하고 몸에 힘과 안정을 제공한다.

덧붙여 나가, 꾸르마, 끄르까라, 데바다따, 다남자야의 다섯 가지 마이너 바유가 더 있다. 순서대로 맡은 역할은 딸꾹질, 눈 뜨고 감기, 소화, 하품, 죽은 후에 몸을 지탱해주기이다.

위에서 말한 쁘라나, 아빠나, 우다나, 사마나, 비야나 다섯 바유의 정의가 고착되어 있지는 않다. 서로 영향을 미치고 움직임과 관계에 있어 매우 복잡하게 얽혀 있으므로 나의 설명을 당신 스스로 쁘라나의 움직임을 경험적으로 이해하기 위한 시작이라고 생각하라. 먼저 당신의 호흡을 자각함으로써 이것이 가능하다. 호흡 자각은 쁘라나 자각으로 이어질 것이다. 내 말에 머물지 말고 명상하면서 당신 몸에서 스스로 이 차이를 느껴보라. 다른 사람의 쁘라나를 자각하려면 먼저 당신 자신의 쁘라나를 자각해야 한다.

---

5) *Yoga Vasishta, "The Supreme Yoga"* Vols. I & II, Swami Venkatesananda trans., Shivanandanagar, Uttar Pradesh, India: Divine Life Society, 1991, Vol. I, pg.367

6) Atreya, *Prana: The Secret of Yogic Healing*, York Beach, ME; Samuel Weiser, 1996, chapter 10

7) Frawley, Dr. David, *Tantric Yoga and the Wisdom Goddesses*, Salt Lake City, UT: Passage Press, 1994

8) *Yoga Vasishta, "The Supreme Yoga"*, Swami Venkatesananda trans., Shivanandanagar, Uttar Pradesh, India: Divine Life Society, 1991, page 229, vol. I

9) Eight Upanishads, trans. Swami Gambhirananda, Calcutta, India: Advaita Ashrama, 1992 Vol. II, page 439

3 아유르베딕 테라피에서 명상의 위치

"마음이 명상하는 사람과 명상의 행위라는 개념을 점차 벗어 버리고
명상의 유일한 대상인 참나와 합일하면, 마음은 바람 없는 곳에 놓인 램프의
불꽃과 같이 고요하다. 이를 초의식적인 상태인 사마디라 한다."

—빤짜다시, 1장 55절

치료에 있어 명상의 위치는 과소평가할 수 없다. 이는 우주의 기본이 되는 법칙, "당신이 갖고 있지 않은 것을 남에게 줄 수 없다." 때문이다. 이런 맥락에서 마하뜨마 간디의 아름다운 이야기를 들어보자.

한 여성이 자기 아이를 데려와 간디에게 도움을 청했다. 그녀의 문제가 무엇인지 물어보자, 그녀는 "제발 이 아이에게 설탕을 먹지 말라고 해주세요. 이 아이는 당뇨가 있거든요. 설탕을 먹으면 해로우니까요."라고 답했다. 간디는 아이 어머니에게 일주일 뒤 다시 오라고 전했다. 아이와 어머니가 일주일 후 다시 간디를 만나러 오자, 간디는 아이에게 설탕을 먹지 말라고 말했다. 아이 어머니가 간디에게 물었다. "왜 지난주에 그 말씀을 하지 않으셨나요? 지난주에 말씀하셨더라면 우리

가 갔다가 다시 오는 수고를 하지 않아도 되었을 텐데요." 간디는 대답했다. "지난주에는 내가 설탕을 먹고 있었습니다."

 치료사로서 당신은 확실한 발전을 이루어야 한다. 그렇지 않으면 환자는 당신의 영향을 받게 될 것이다. 당신의 마음과 에너지가 더 정제될수록 더 넓은 환자층을 치료하며 더 나은 작업을 할 수 있다. 엉성한 마음과 에너지로는 같은 종류의 환자만을 끌어 모을 수 있으며, 정제된 마음과 에너지를 갖추면 그만큼 정제된 환자들을 모으고 정제되지 않은 환자들도 성공적으로 치료할 수 있다. 내면 수련을 한 환자는 치료사가 스스로에 대한 수련을 게을리 한 경우 아무리 기술이 좋다 하더라도 치료를 받을 때 좋지 않은 느낌을 받는다. 내 개인적인 경험을 하나 소개할까 한다.

 몇 년 전에 내가 살던 아쉬람에 새로 온 치료사를 만나러 갔다. 그는 '부드러운 터치'로 평판이 높았다. 나는 척추후만증이 있었고 깊은 세포 마사지를 받을 때마다 엄청난 효과를 보았지만 동시에 깊은 세포 마사지가 약간 불편하다는 느낌을 받곤 했다. 치료사는 20대의 젊은이였는데 몇 가지 질문을 하고 얘기를 잠시 나눈 뒤 그는 치료를 시작했다. 그가 치료를 시작하자마자 나는 기분이 나빠졌다. 말하자면 치료하는 동안 그의 몸에서 쓰레기들이 내 몸으로 흘러드는 것만 같았다. 그의 기술은 나무랄 데 없었지만 치료사는 현재를 자각하지도, 치료를 의식하고 있지도 않았다. 한 시간 뒤에 나는 몸이 아파 옴을 느꼈고 매우 불편했다. 그가 나를 치료한 것이 아니라 내가 그를 치료한 느낌을 받았다. 마사지를 받은 뒤에 이런 느낌을 느낀 적이 있는가? 내 주위에는 이런 경험을 한 사람들이 적지 않다. 아마도 흔한 일일 것이다.

물론 나는 일어나서 마사지를 멈추어야 했다. 그런데 그 당시 나는 마사지를 배우는 단계였고 무슨 일이 일어나는지 정확히 인지하지 못했었다. 모든 마사지가 그렇듯이 그 치료사의 쁘라나가 나에게 흘러들어오고 있었고, 그의 정신 상태가 쁘라나를 따라 내게 옮겨졌던 것이다. 앞서 마음과 쁘라나는 항상 같이 움직인다고 했다. 내가 좋아지려고 시작한 마사지가 나를 기분 나쁘게 만들었다.

 나는 그 당시 매일 9-10시간 좌선을 했다. 나는 17살에 좌선을 시작해 현재의 구루를 만난 34살까지 좌선을 계속했다. 그 치료사는 분명히 영적 수련을 거의 하지 않았을 것이다.

 내 구루의 가르침을 통해 17년의 좌선에도 불구하고 내가 진정한 명상을 행하지는 못했다는 점을 배웠다. 이 시기에 나는 직업과 가족이 있어서 매일 앉아 있는 시간을 내기 어려웠기 때문에 매일 5시나 5시 반에 일어나야 내 시간을 가질 수 있었다. 초기에는 좌절했고 진보하는 면도 보이지 않았다. 그러나 중간에 많이 멈추었다 다시 시작했음에도 천천히 어떤 균형을 성취하게 되었다. 당시 나는 불교의 위빠사나 명상을 했고 5년간 지속했다. 내가 명상이 무엇인지 이해했을 때 나는 이미 수많은 방법을 시도해 본 뒤였고 결국에 평화로운 마음의 틀을 성취하게 되었다.

 구루와의 많은 대화를 통해 내가 당시 했던 것은 디야나 즉 명상이 아니라 수련일 뿐이었다는 것을 알게 되었다. 구루는 사람이 제한적으로 하는 모든 기술과 수련에는 그 행위를 계속하게 하는 미묘한 신성이 있으며 평화로운 마음의 근원이 된다고 말해 주셨다. 명상은 사람이 행하고 있는 것, 그 행위, 집중하는 대상이다. 《뜨리뿌라 라하시야

(신성의 비밀)》라는 책[10]에서 이 점을 매우 잘 설명하고 있다. 앞서 말한 《요가 바시슈따》[11]나 경전들은 명상이 '마음'과는 아무 관련이 없고 다만 현재에 존재하는 상태임을 깨닫게 해 주었다. 마음과 명상의 차이에 대해서는 2장에서도 설명한 바 있다.

그러므로 우리 치료사들은 '현재에 존재'하면서 작업해야 한다. 그러나 진정한 명상은 24시간 내내 이루어지는 일이며, 그것은 행하는 것이 아니라 사는 것이다. 현새에 존재하는 상태로 살아 있는 것이 당신의 다르마이자 삶의 길이다. 하따 요가, 쁘라나야마, 위빠사나, 만뜨라, 자빠, 많은 다른 형태의 수련들로 존재의 상태를 개선할 수는 있지만, 이것들이 명상 자체인 것은 아니다. 명상은 당신의 성숙함이 꽃피는 일이다. 아유르베다에서는 명상을 샷뜨바적인 마음이라고 한다. 신성은 샷뜨바적인 마음에서만 나타난다.

마사지 치료사에게 이것은 어떤 의미인가. 먼저 당신의 환자에게 아름다운 쁘라나가 흘러들어간다. 둘째, 쁘라나에 의해 당신의 현재에 존재하는 상태가 환자에게로 전해지면 환자가 잠재적으로 보유하고 있는 현재에 존재하는 상태를 깨운다. 반대로 당신이 화가 나 있을 때 알게 모르게 터치를 통해 화가 전이된다. 셋째, 현재에 존재해야만 진정한 치료가 이루어진다. 마지막으로, 당신이 더 행복하고 평화로운 사람이 된다.

그러므로 누군가 아유르베딕 마사지를 한다면 몸 이상의 것을 터치해야만 한다. 아유르베다는 마음/몸의 의학이다. 환자의 정신을 변화시키거나 변화할 가능성을 창조하는 유일한 방법은 당신의 상태를 그들에게 흘려보내는 것이다. 치료사와 환자의 섞임은 변화의 연금술을 만들어낼 것이다. 당신의 깊은 내면에 들어가지 않고서는 다른 사람의 깊은 의식을 터치할 수 없다.

저장된 인상

"어디에서 방황하고 있든지 쁘라나의 본질인 영혼은 이전의 바사나 혹은 기억에 따라 만들어진 형상을 본다. 이전의 기억은 오직 강도 높은 자신의 노력을 통해서만 파괴할 수 있다. 산이 사라지고 세계가 해체되더라도 노력을 포기하지 말라. 천국과 지옥도 이 바사나 혹은 기억의 단편들을 투사한 것에 지나지 않으니."[12]

물리적, 에너지의, 감정적, 정신적, 인과적 기억의 단편들, 몸에 저장된 기억은 베다 전통에서는 바사나와 삼스까라라고 한다. 모든 치료사들은 몸의 근육 세포와 깊은 연결 세포 내에 저장되어 있는 기억의 단편들을 자각한다. 치료를 통해 이 저장된 기억들을 풀어내는 것은 다른 책들이 잘 설명하고 있으므로 여기서 굳이 설명하지는 않는다. 그러나 이 책에서는 저장된 기억을 아유르베다의 맥락에서 살펴본다.

이런 종류의 작업을 아유르베다와 결합하는 방법은 《마사지에서 아유르베다와 삶의 기억》이라는 저서[13]에 잘 나타나 있다. 전통적인 관점이 아니더라도 아유르베다 마사지를 하는 사람이라면 읽어봐야 할 책이다.

베다 전통에서 이 기억들은 질병을 낳는다. 내 저서《실용적인 아유르베다》와 《쁘라나: 요가 치료의 비밀》에 자세히 설명해서 여기서는 더 이상 얘기할 필요가 없다. 이 기억들은 건강과 영적 발달을 위해서 없애야 하며, 바사나와 삼스까라가 해체되어야 미묘한 발전이 가능하다. 바사나는 잠재적 기억의 단편들로 그들을 풀어내기 전까지 몸에서 몸으로 생명에서 생명으로 전달된다. 바사나라는 이 기억은 무의식보다 깊지만 무의식과는 관계가 없다. 기억은 우리 삶에 없어야 할 것들이다.

"이 세상에서 몸을 입고 살면서 이 바사나를 버릴 수 있는 이는 해방된 것이다. 바사나를 버리지 못한 이는 대단한 학자라도 여전히 구속되어 있다."[14]

삼스까라는 현생에서 축적된 기억이며 무의식과 잠재의식의 마음에 관련되어 있다. 그리고 마사지를 통해 깨우고-가능하다면-풀어낼 수 있다.

"의식은 어떤 것을 고수하는 기능을 가지고 있다. 그렇게 간직된 개념을 삼스까라라고 한다. 그러나 그 개념이 단지 의식에 반영된 것임을 깨달을 때, 의식과 별개로는 삼스까라가 없다는 것을 알게 된다."[15]

삼스까라와 바사나는 사람의 생각/감정/행위에 의해 형성되어 사람의 몸에 머문다. 일반적으로 마르마, 짜끄라, 심지어 미묘한 몸의 주위에 머무르고 있다. 꾼달리니 요가에서는 바사나가 각 센터에서 결절을 형성하므로 바사나를 제거하고 풀어버려야 쁘라나/샥띠가 생성된다고 한다.

아유르베다 마사지는 삼스까라를 풀어내는 기능을 한다. 이 경우 두 가지 전제를 충족시켜야 한다. 첫째, 치료사가 내면 수련을 통해 현재에 존재하는 정화된 상태일 것, 둘째, 치료사가 다른 이를 치료함에 있어 선입견이 없을 것.

치료사가 다른 이를 돕는다는 생각을 하는 한, 그 치료사는 앞서 말한 신성의 개념에 갇혀 있다. 디야나/명상의 상태는 이러한 개념이 없는 상태이고, 이런 상태로 마사지한다면 실제 기술에는 관계없이—손이 아니라 마음의 문제이니까—진정한 치료는 자연스레 일어난다. 진정한 치료는 우주적 자아와 환자의 개인적 자아의 결합이다. 치료사는 사실 아무것도 하지 않는다. 단지 우주적 자아가 개인적 자아를 터치하는 매개체 역할을 할 뿐이다. 아유르베다에서 명상은 이런 역할을 한다.

실천법

아래의 실천법은 명상은 아니지만 명상에 이르게 해준다. 치료사에게 구체적인 혜택을 줄 것이다. 쁘라나를 활성화하고 나디를 열고 정화할 것이다. 모든 호흡은 코로 하고, 가능한 한 양쪽 콧구멍을 다 사용해 호흡하라. 한쪽 콧구멍이 막혔다 해도 걱정 말라. 코가 뚫리든지, 아니면 막힌 이유가 있을 것이다. 나디에 대한 설명은 5장을 참조하기 바란다.

실천 1

바닥이나 의자에 릴랙스된 자세로 앉으라. 손을 아랫배에 얹고 배를 손으로 느끼라. 깊이 릴랙스하면서 몇 차례 호흡하라. 천천히 호흡하면서 배가 약간 앞으로 움직이는 것을 느끼라. 폐에 숨을 가득 차면 횡격막이 아래로 움직이며 아랫배가 살짝 앞으로 움직인다. 릴랙스하면서 긴장을 풀고 천천히 내쉬라. 들숨보다 날숨이 길어야 한다.

들이쉴 때 단순히 양손에 주의를 집중하라. 호흡은 걱정 말고 호흡에 대해 생각지 말라. 양손에 주의를 기울이면 호흡을 통해 쁘라나가 배에 위치하게 될 것이다. 내쉴 때는 숨을 코로 내쉬라. 즉 내쉴 때는 콧구멍에 주의를 집중하라. 호흡에 대해서는 생각지 말라. 모든 실천법에서 호흡을 들이쉬고자 하는 목적지나 내쉬는 자리에 집중하는 것이 호흡에 집중하는 것보다 더 쉬울 것이다.

하루에 두 번씩 마사지를 하기 전과 후에 이 리드미컬한 호흡을 5-15분 정도 반복하라.

효과 이 실천법은 당신의 몸을 쁘라나 즉 다섯 바유로 가득 채우며, 마사지할 때 당신의 쁘라나를 유지할 수 있도록 돕는 에너지 저장고를 만들어준다. 세 가지 주요 나디를 열고 정화함으로써 당신을 건강하게, 순수하게, 정신을 맑게 도와준다. 세 가지 주요 나디에 에너지를 채움으로써 다른 나디에도 영향을 미친다.

실천 2

바닥이나 의자에 릴랙스된 자세로 앉으라. 들숨과 날숨을 다른 방식으로 하는 실천법의 연속이다. 손이 앞으로 살짝 움직일 때까지 아랫배로 숨을 쉬라. 그리고 호흡을 계속하면서 이번에는 숨을 심장 주위로 끌어올려라. 잠시 심장에서 숨을 멈췄다가 손에 주의를 두고 천천히 내쉬라. 손을 통해 호흡이 (호흡을 통해 쁘라나가) 빠져나가는 것을 느끼라.

들이쉴 때 쁘라나가 배로 들어와서 심장으로 올라가는 것을 느끼라. 그리고 손을 통해 빠져나가게 하라. 몸으로 흘러들어와 손으로 나가는 쁘라나가 희고 금색을 띠는 빛이라고 시각화하라. 이 실천법에서 당신은 손바닥과 발바닥에서 끝나고 팔다리의 움직임을 관장하는 야스스바띠 나디와 하스띠지바 나디를 의식적으로 열고 사용한다. 심장에서 잠시 숨을 멈추듯이 다시 들이쉴 때도 호흡을 잠시 멈춘다. 이것을 꿈바까(호흡 보유)의 가득 채움과 비움이라고 한다. 소요 시간은 같아야 한다.

이 실천법을 마사지 전에 매일 10분씩 반복하라.

효과 첫 번째 실천법과 동일한 효과가 있다. 그러나 몇 가지 효과가 더 있는데, 세 짜끄라를 채우고, 네 번째 짜끄라를 열며, 팔과 손의 나디들을 열고, 환자에게 치료 쁘라나를 흘려보내는 능력과 민감성을 증가시킨다. 또 환자의 상태를 더 미묘하게 느낄 수 있으며, 맥을 재고 아유르베다 진단법을 하는 데 도움을 준다. 성의를 다해 조건 없이 치료하게 함으로써 당신이 마사지를 쉽게 한다. 당신의 몸과 마음에 평화로움을 준다.

실천 3

위의 두 가지 실천법을 충분히 하지 않거나 당신이 쁘라나야마를 쉽게 할 수 있지 않으면 이 상급의 실천법을 행하지 말라. 당신이 이전에 어떤 수련 과정을 거쳤든지 예외없이 이 실천법은 하루에 5분 이상 해서는 안 된다. 이 조언을 듣지 않으면 당신의 에너지가 불균형해지고 정신적, 생리적 질병이 예상된다. 그러나 적어 놓은 대로 행하면 안전하고 놀라울 정도로 효과적인 실천법이다.

릴랙스한 자세로 바닥이나 의자에 앉아라. 릴랙스하고 편안해지기 위해 정상적인 호흡을 하라. 5분 정도 두 번째 실천법을 하면서 호흡에 집중해도 좋다. 눈썹 사이의 공간에 눈을 고정하고 들숨을 흰 빛으로 시각화하라. 두 번째 실천법을 5분간 행하는 동안 눈을 그 공간에 고정한 채로 유지하라. 그 공간에 고정시킨 눈에 힘이나 긴장이 있어서는 안 되며 릴랙스하라. 이마의 높은 곳과 낮은 곳을 여러 군데 시도하면서 눈을 고정시켜 릴랙스되는 공간을 찾으라. 눈은 감지도 뜨지도 않아야 하며 반쯤 뜬 채로 초점이 없어야 한다.

배 위에 얹은 손이 살짝 앞으로 움직이는 것을 느낄 때까지 아랫배로 호흡하라. 숨을 흰 빛으로 시각화하라. 이 순간 숨(쁘라나)이 척추 줄기를 따라 머리까지 올라갈 때까지 들이쉬라. 그리고 머리에서 잠깐 숨을 멈추라. 머리 꼭대기가 흰 빛으로 가득찬 것을 시각화하라.

이제 이 흰 빛이 머리에서 분수와 같이 몸 위로 쏟아져 내려 바닥에 떨어지는 것을 보라. 당신이 빛으로 샤워하고 있는 듯이 말이다. 이 샤워는 내쉬면서 이루어진다. 다음 숨을 들이쉬기 전에 폐가 비어 있는 상태로 얼마 동안 있으라. 머리에 흰 빛이 차 있는, 즉 폐가 가득 찬 시간과, 내쉰 후와 들이쉬기 전 즉 폐가 비어 있는 시간이 같아야 한다.

이 실천법을 매일 5분간 반복하라. 그 이상은 절대 추천하지 않는다. 그리고 익숙해지려면 여러 번 해봐야 할 것이다.

효과 앞의 두 실천법의 모든 효과가 있다. 더불어, 모든 나디와 짜끄라를 정화하고 마음과 에테르의 몸과 아스트랄 몸(요가의 미묘한 몸)을 정화한다. 건강과 면역체계를 증진하고, 육체적 몸을 강화하고, 몸의 쁘라나와 떼자스를 증가시킨다.

---

10) Ramanananda, Swami, *Tripura Rahasya*, Tiruvannamalai, India: Sri Ramanasramam, 1989
11) *Yoga Vasishta, "The Supreme Yoga"*, Swami Venkatesananda trans., Shivanadanagar, Uttar Pradesh, India: Divine Life Society, 1991
12) *Yoga Vasishta, "The Supreme Yoga"*, Swami Venkatesananda trans., Shivanadanagar, Uttar Pradesh, India: Divine Life Society, 1991 Vol. II pg.414
13) Vanhowten, Donald, *Ayurveda & Life Impressions Bodywork*, Twin Lakes, WI: Lotus Press, 1997
14) *Yoga Vasishta, "The Supreme Yoga"*, Swami Venkatesananda trans., Shivanadanagar, Uttar Pradesh, India: Divine Life Society, 1991 Vol. II pg.414
15) *Yoga Vasishta, "The Supreme Yoga"*, Swami Venkatesananda trans., Shivanadanagar, Uttar Pradesh, India: Divine Life Society, 1991 Vol. II pg.648

4 진단법

> "열 개의 감각과 행위를 주관하는 기관들의 지배자인 마음은 심장의 연꽃에 자리하고 있다. 외부 대상과의 관계에서 마음은 이 열 개의 감각과 행위의 기관에 의지하므로 내부의 기관이라 한다."
>
> —빤짜다시, 2장 12절

신하들과 말을 타고 숲 속을 지나던 왕은 어느 나무 아래에서 벌거벗은 남자가 웃으며 앉아 있는 것을 보았다. 조금 더 가다가 왕이 모두 멈추어 서라고 명령했고 그들은 멈추었다. 왕은 벌거벗은 남자가 행복해하는 모습이 눈에 거슬렸다. 왕은 생각했다. "나는 왕인데 진실로 행복하지 않다. 어째서 이 사람은 행복한가?" 왕은 그 남자에게 전령을 보내 왕의 앞으로 불렀다. 남자는 계속 웃으며 전령을 무시했다. 전령은 빈손으로 돌아와 왕에게 전했다.

왕은 똑똑했기에 그 남자가 신성의 영원한 기쁨에 빠진 성인임에 틀림없을 것이라고 생각했다. 왕의 명령을 따르지 않을 사람이 누가 있겠는가. 이런 생각을 하며 왕은 그 남자에게로 다가가 물었다. "무엇 때문에 행복합니까? 당신의 구루는 누구신가요? 저도 그 스승을 만나 당신과 같은 기쁨을 느낄 수 있도록 말해 주십시오." 남자는 웃음을 멈추고 왕을 그윽히 바라보며 말했다. "나는 24분의 구루를 만났소. 새가 나를 가르쳤고 어린 소년, 하늘, 비, 개, 뱀이 그러했지요. 나는 내 주위의 모든 것으로부터 배웁니다. 생명이 나의 구루이지요." 말을 마치고 그는 신성의 영원한 기쁨에 압도당하여 더 크게 웃기 시작했다.

진단도 이와 같다. 모든 사람과 모든 것으로부터 배우라. 환자를 대할 때 모든 것을 고려하라. 그들을 보는 것, 진실로 보는 것부터 시작하라. 그들의 몸은 어떤가? 얼굴은? 머리카락, 피부, 눈은? 체질을 알게 되면 환자에게 말을 걸고 질문하라. 그들의 대답은 어떤가? 그들의 마음은? 빠른가 느린가? 아니면 중간 정도의 속도로 말하는가? 흥분해 있는가? 우세한 구나는? 기분이 좋은가, 아니면 우울한가? 자신의 의지로 당신을 만나러 온 것인가? 아니면 다른 사람의 압력을 받고 왔는가? 만일 세 기질과 세 구나에 대해 잘 이해하고 있다면, 말하고 듣는 것으로 환자에 대한 모든 것을 알 수 있다. 이를 기초 진단에 활용하라.

환자의 타고난 체질(쁘라끄루띠)을 알고, 현재의 체질 혹은 불균형 상태(바끄루띠)를 알아내는 것이 진단의 목적이다. 진단은 간단하게 할 수도, 복잡하게 할 수도 있다. 치료사의 능력과 기술에 따라 다르다. 아유르베다에는 수많은 다양성이 존재한다. 진보하려는 치료사라면 이 장에서 얘기하는 기초 지식을 배우라.

아유르베다 치료에서 진단은 매우 중요하다. 맥박과 같은 진단법에는 뭔가 신비한 것이 있긴 하지만, 여러 의사들이 성공적으로 진단하는 데 있어 초자연적이고 비범한 능력을 지양하고 과학적 능력을 사용하도록 돕고 있다. 바산트 라드 박사는 맥박을 재는 체계적 방법을 소개하며 이 분야에 있어 유명한 리더이다.[16] 아유르베다를 진지하게 공부하는 학생이라면 그의 책을 공부해야만 한다. 개인적으로 내가 그의 방법대로 맥박을 재보니 정확하고 효과적이었다.

기본적으로 진단은 환자의 체질을 이해하는 것이며, 쁘라끄루띠 판단력은 올바른 마사지에 매우 중요하다. 전통적으로 이 진단의 책임은 치료사가 아니라 주치의에 있었지만 세월이 흐르면서 치료사가 그 진단을 맡게 되었다.

환자와의 대화는 진단 방법 중 가장 중요하다. 대화함으로써 당신은 환자들이 불안하고 걱정하고 있다는 사실을 알아차린다. 질문에 답하는 태도를 통해 우세한 구나를 알아채므로 질문은 정말로 가치 있는 방법이다. 나는 질문 전에 주로 그들의 혀를 보고 맥을 잰다. 먼저 나는 그들의 문제에 영향 받지 않으며, 둘째, 그들의 문제를 그들이 내게 말해 주기 전에 알 수 있다. 당신이 전문가라는 자신감을 얻게 될 것이다. 유형과 쁘라끄루띠, 바끄루띠를 판단하기 위해 좀 더 질문하는 것도 가능하다.

맥박

현대 인도 대학에서는 더 이상 맥박 재기를 국가적 커리큘럼의 일부로 배우지 않는다. 이것이 의미하는 바는 첫째, 아유르베다를 효과적으로 하기 위해 맥박이 필요 없다, 둘째, 인도의 아유르베다 교육에 엄청난 실수가 있다는 것이다.

　나는 개인적으로 현재 세 가지 다른 맥박 진단법이 인도에서 쓰이고 있음을 알고 게다가 다른 방법들도 있을 것이라 믿는다. 관점의 차이로 인해 대학 체제의 교육 과정에서 맥박 진단이 없어져 버렸다. 경험상 세 가지 방법 모두 효과적이고 방법보다는 치료사의 문제이다. 다시 치료사의 개인적 발달과 명상의 중요성으로 돌아오게 된다. 모든 명상 또는 수련은 맥박 진단 기술을 발달시키는 데 유용하다.

　사실 맥박 재기는 명상이다. 치료사에게 첫 번째 전제는 조용하고 안정된 태도와 모든 영적 수련을 통해 생성되는 내적 고요이다. 둘째는 치료사는 어떤 식으로든 그의 쁘라나(다섯 바유)가 자극된 상태여서는 안 된다. 치료사뿐 아니라 환자에게도 맥박을 짚기 전 여덟 가지 금지된 행위가 있다. 1) 식사 또는 술을 마시거나, 커피와 홍차 같은 다른 자극제를 섭취한 후, 2) 일광욕 후, 3) 마사지 후, 4) 열기의 출처 옆에 앉거나 오븐으로 요리한 후, 5) 격한 운동 후, 6) 배가 고플 때, 7) 섹스한 후, 그리고 8) 목욕 또는 샤워 후에는 맥박을 짚어서는 안 된다.

　다음으로 당신 자신의 감수성이 어느 정도인지 알아야 한다. 감수성이란 첫째, 당신의 쁘라나 상태, 둘째, 당신의 정신적 상태이다. 만약 둘 다 조용하고 거의 움직이지 않는다면 당신의 감수성은 더 높을 것이다. 맥을 짚는 기술은 첫째, 맥을 짚기 전에 어떠한 의견/생각을 가지지 않는 치료사의 능력에 달려 있다. 만약 치료사가 선입견을 가지고 환자를 대하면 실제로 환자의 맥박을 바꿀 것이다. 당신의 쁘라나가 환자에게로 넘어가 당신의 선입견대로 환자의 맥박을 변화시킬지도 모른다.

예를 들어, 만일 체구가 큰-대부분 뚱뚱한-사람이 왔을 때, 맥박을 짚기 전에 그 또는 그녀가 까빠라고 판단한다면, 나의 생각은 그들의 맥박 정도에 영향을 미칠 것이다. 그 사람은 까빠 바끄루띠를 가지고 있고 실제로는 낮고 정체된 바따를 가진 바따 유형의 사람인지도 모른다. 그래서 까빠의 특징을 나타낼 수도 있다. 릴랙스하고 환자를 열린 마음으로 대하라. 그리고 결론을 내리기 전에 여기서 얘기하는 방법을 사용하라. 진단에서 올바른 질차는 이것이다. 결론을 내리려면 여러 가지 서로 다른 기술들을 모두 합하라.

이 책에서는 내 저서 《실용적인 아유르베다》에서처럼 맥박의 차이에 대해 세부적인 설명은 없다. 그보다 마사지 전에 치료사가 알아야 하는 것이 무엇인지에 초점을 맞춘다. 첫째, 환자의 쁘라끄루띠를 찾고, 둘째, 환자의 바끄루띠를 결정한다. 쁘라끄루띠는 맥박의 위치, 속력, 깊이, 성질, 그리고 맥박이 어느 손가락에서 뛰는지로 알 수 있다. 바끄루띠는 맥박의 위치, 속력, 성질, 깊이로 알 수 있다. "아들아, 부동산에서 중요한 것이 세 가지 있다. 그것은 위치, 위치, 위치다!"라고 우리 아버지께서 내게 여러 번 말씀하셨듯이, 우리는 맥박에서도 이 사업가의 현명한 말씀을 사용할 것이다. 첫째, 위치에 주목하라(그림 2 참고). 다음으로, 맥박을 짚는 손가락의 위치가 올바른지 주목하라(그림 3 참고).

바따는 손목에서 가장 가까운 위치의 얕은 표면에서 가벼운 터치로 발견된다. 삣따는 손목의 중간 위치의 중간 단계에서 단단한 터치로 알 수 있다. 까빠는 어깨에서 가장 가까운 위치의 깊은 단계에서 깊은 터치로 발견된다. 일반적으로 당신이 다른 곳에서 이 맥박들을 발견한

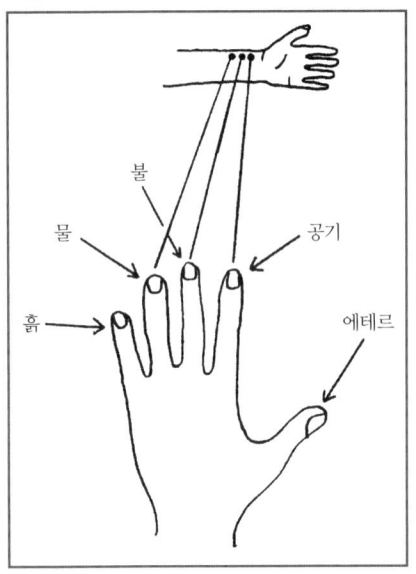

그림 2

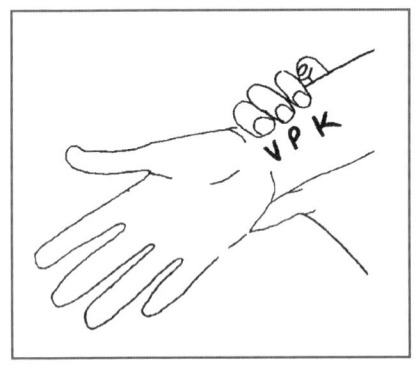

그림 3

다면 그것은 비끄루띠지 쁘라끄루띠는 아니다.

다음 쁘라끄루띠는 속도에 의해 결정된다. 바따는 빠르고, 삣따는 중간 정도, 까빠는 느리다. 위치와 관련해 속도를 설명하면, 바따는 빠르며 표면적이다. 삣따는 중간 속도이며 중간 단계에 있다. 까빠는 느리며 깊이 존재한다.

이제 맥박의 '특성(quality)'을 느껴보자. 당신의 손가락 아래서 맥박이 실제로 움직이는 방식을 주관적으로 살펴보라. 이것은 전통적으로 동물에 비유한다. 우리들 대부분 백조가 어떻게 움직이는지 모르기 때문에 이러한 유추는 힘들다. 바다로 생각해 보자―바따는 파도가 치는 듯, 크기와 넓이가 불규칙하고 빠르며 변덕스럽다. 삣따는 높이와 넓이에서 일정하고 평평한, 강하고 중간 크기의 파도가 치는 보통의 바다일 것이다. 까빠는 균등하고 낮게 멀리 밀려가는, 느리고 깊은 파도가 이는 조용한 바다이다(그림 4 참고). 특성을 느끼려면 고요한 마음을 갖는 것이 중요하다.

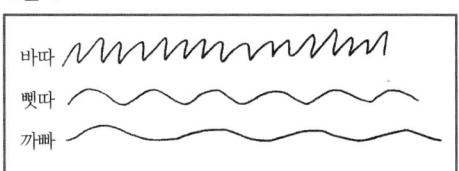
그림 4

마지막으로, 뛰는 맥박을 당신의 손가락 끝으로 느껴보라. 손과 가장 가까운 손끝에서 뛰면 바따, 손끝의 중간에서 뛰면 삣따, 어깨와 가까운 손끝에서 뛰면 까빠이다. 이 방법으로 환자의 쁘라끄루띠를 일기 쉽게 라느 박사가 세세하게 설명하고 있다. 위의 정보들을 다 조합해 쁘라끄루띠를 파악하라.

위치와 깊이에 차이가 있다면 바끄루띠(불균형)를 뜻한다. 위치와 손끝에 차이가 있다면 이 또한 바끄루띠이다. 속도, 특성, 깊이, 손끝 이 모든 것에서의 차이는 역시 바끄루띠를 뜻한다.

예를 들어, 바따 위치-손목에 가까운-에서 바따의 맥박을 느꼈는데 깊은 세포에서 느꼈다면, 바따가 집에 머물고 있지 않아 악화되고 이동성 높은 상태가 될 것이다. 다른 예로 까빠의 위치-어깨에 가까운-에서 삣따의 강하고 평평한 맥박을 느꼈다면 삣따가 까빠의 집 혹은 몸에서 까빠 성향의 기관 주위로 이동했음을 뜻한다.

이제 이걸 비교해 보자. 이것이 아유르베다이다. 바끄루띠와 쁘라끄루띠는 같은가? 즉 위치, 속도, 성질, 깊이가 균일한가? 균일하지 않으면 바끄루띠이고 어떤 도샤가 잘못됐는지 알 수 있다. 위의 첫 번째 예에서처럼 바따 불균형이 있는 환자는 치료사가 마사지를 하면서 바따를 조화롭게 해줘야 한다. 그리고 바따 불균형이라는 것은 최적의 치료를 위해 치료사의 마사지 방식, 오일, 터치, 마사지하는 빈도수에 영향을 미친다.

위의 두 번째 예에서처럼 삣따 불균형일 때는 삣따를 치료한 후 바따를 치료해야 한다. 모든 마사지가 쁘라나 혹은 바따에 작업하는 것이므로 치료에서 이 점을 고려해야 하지만 이런 경우 바따는 두 번째이다. 바끄루띠 → 쁘라끄루띠 → 바따 도샤 순서로 치료를 진행하라. 주로 타고난 체질이 바끄루띠(불균형)인 경우가 많다. 삣따 유형은 삣따가 과한 경우가 많고, 이렇게 되면 삣따를 다루는 것이 쁘라끄루띠(타고난 체질)을 다루는 것과 같다. 아유르베다에서는 심각한 응급 상황이 아니면 쁘라끄루띠를 가장 우선으로 다루는데, 마사지는 아유르베다의 다른 치료와는 달리 위의 순서로 진행한다. 그리고 이 순서로 바끄루띠 → 쁘라끄루띠 치료는 매우 효과적이다.

복잡하다고 걱정 말라. 일단 시작해서 하다 보면 이치에 맞다는 것을 알게 될 것이다. 의학적 측면에서 심층적으로 맥박 재기를 익히려면 스승의 지도 하에 공부할 필요가 있다. 마사지에서는 지금까지 설명한 내용을 익히면 된다. 맥박 재기를 할 수 있다면 환자들을 치료하는 데 많은 도움이 될 것이다. 환자의 쁘라끄루띠를 파악하는 것에서 시작하라. 맥박을 재는 것은 환자에게 당신이 전문가라고 느끼게 해준다. 당신이 배우고 있는 중이라고 말할 필요는 없다. 이 장의 앞부분에 나온 이야기 속의 성자처럼 누구나 계속 배우고 있는 중이니까.

맥박은 몸의 상체와 하체 어디에 문제가 있는지도 알려준다. 바따는 상체, 등 위쪽,

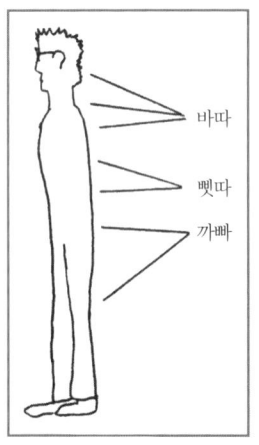

그림 5

척추 위쪽, 목과 머리, 삣따는 몸의 중간 부위, 척추 중간 부분, 까빠는 하체와 다리(그림 5 참고)를 나타낸다. 나는 이런 방법은 잘 쓰지 않아 익숙치 않지만 마하리쉬 마헤시 요가에서는 이 방법을 쓴다.

혀

혀를 통해 몸 안의 바끄루띠를 쉽게 알아볼 수 있다. 혀 관찰은 맥박, 신체 관찰, 환자와의 대화/질문과 함께 이루어져야 한다. 혀는 세 도샤, 내부 기관, 몸 전체, 쁘라끄루띠를 보여주는 지도이다. 혀 관찰은 섬세하고 정확한 과학이다. 그러나 간단한 정보만 알면 마사지에 바로 적용할 수 있다. 혀의 크기와 넓이는 환자의 쁘라끄루띠를 나타

그림 6

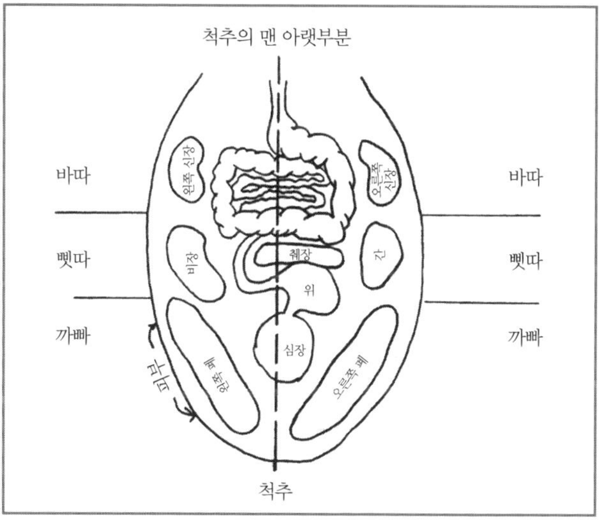

척추의 맨 아랫부분

바따 / 삣따 / 까빠 (좌우)

왼쪽 신장 / 오른쪽 신장
췌장 / 위
폐 / 간
심장
왼쪽 폐 / 오른쪽 폐

척추

4. 진단법 71

낸다. 크고 넓으면 까빠, 좁고 얇고 흔들리고 안정적이지 않는 혀는 바따, 중간 크기는 삣따이다. 혀의 뒷부분은 바따, 중간은 삣따, 끝은 까빠이다(그림 6 참고). 먼저 위치를 살피라. 우리 아버지 말씀을 기억하고 있는가. 지금 거울을 보라. 무엇이 보이는가. 자, 이리 와서 거울을 보라. 혀의 뒷부분이 어떻게 보이는가? 거칠거나 도드라진 부분 혹은 작은 뾰루지가 있는가? 색은 어떤가? 분홍이면 정상, 어두우면 높은 바따이다. 혀에 막이 있는가? 막이 얼마나 두꺼운가? 2인치나 된다고(미안합니다. 내가 상상력이 좀 풍부해서)? 막의 색은 어떤가? 삣따와 까빠 부분에도 이런 특징을 살펴보라(그림 7 참고).

색깔: 바따는 어두운 색의 혀/어두운 색의 막, 삣따는 붉은 혀/노랗거나 초록색을 띠는 막, 까빠는 창백한 혀/흰색의 막이다.

질감: 거칠고 작은 뾰루지들이 많으면 바따, 바따는 만성적으로 문제, 삣따는 빛나고 군데군데 밝게 붉은 색의 부분들이 있고 찬 염증 혹은 차가운 상처, 까빠는 점성의 질감과 창백한 부위를 특징으로 한다.

그림 7

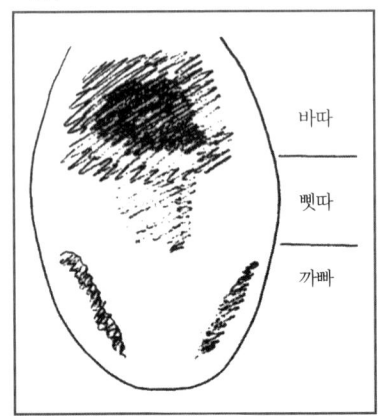

이 정보를 토대로 할 때, 넓고 큰 혀에 군데군데 붉은 부분이 보이고 전체적 색은 창백하다면, 이 환자는 까빠 쁘라끄루띠에 삣따 불균형으로 상체나 가슴 부분에 문제가 있을 것이다. 혀 중간 부분이 거칠고 중간 크기의 혀라면, 이 환자는 삣따 쁘라끄루띠에 바따 불균형이다.

혀에 깊은 골 혹은 줄무늬가 있다면, 만성적인 바따 질환으로 좋은 치료사에게 식습관과 생활습관을 아울러 치료를 받아야 한다. 만성적인 바따에는 마사지가 가장 좋은 치료법이다. 그러므로 환자의 혀에 깊은 골이나 줄무늬가 있다면 치료 기간을 오래 잡아야 한다. 그러나 아유르베다 시스템을 고려해서 전체적인 계획을 짜도록 하라.

혀의 가운데에 긴 줄이나 골이 있으면 척추에 문제가 있다. 육체적 혹은 정신적 문제일 수 있다. 혀끝은 두개골의 끝부분, 혀 안쪽은 척추의 아랫부분이다(그림 8 참고). 혀의 가운데는 저장된 기억이나 만성적 척추 문제를 나타내는데 오직 만성적일 경우에만 줄이 나타난다.

혀가 분홍색이고 흰 막이 아주 얇으면 건강하다. 혀의 상태에 매우 이상한 점이 있다면 그 환자들은 아유르베다 의사에게 보내라. 다른 진단법에서도 마찬가지다. 치료사로서 당신이 할 수 있는 것과 없는 것을 아는 것도 중요하다. 당신이 치료하지 못하는 환자들을 보낼 다른 전문가들과도 좋은 관계를 맺어라.

즉 진단을 잘 하면 환자의 쁘라끄루띠가 무엇인지, 바끄루띠(불균형)가 있는지, 어떤 기질의 균형이 깨져 있는지, 몸의 어디에 문제가 존재하는지, 환자의 체질과 정신 상태에 적절한 치료법이 무엇인지 알 수 있다.

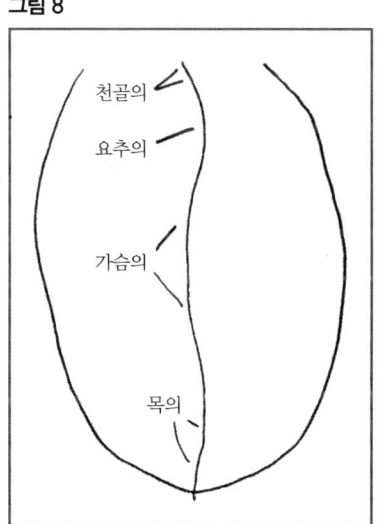

그림 8

이 정보를 통해 마사지를 시작할 수 있다. 그 방법은? 계속 읽으면 안다.

---

16) Lad, Dr. Vasant, *Secrets of the Pulse*, Albuquerque, NM: The Ayurvedic Institute, 1996

5 나디 : 몸의 미묘한 흐름

> "오감은 귀, 피부, 눈, 혀, 코, 모든 몸의 기관과 같은 외부 기관을 통해 성공적으로 기능을 수행한다. 이 감각들은 미묘하다. 그들의 기능을 통해 우리는 그 존재를 추측하고, 이 감각들은 종종 바깥쪽으로 이동한다."
>
> —빤짜다시, 2장 7절

아유르베다 의학은 사람 몸에 대해 복잡하고 명확한 이해를 추구한다. 이 아유르베다 의학을 요약하자면 세 도샤(생물학적 기질), 일곱 개의 다뚜(세포 단계), 열네 개의 스로따(경로. 여성들에게는 16개의 스로따가 있음), 14개의 주요 나디(통로 또는 관)이다.

고대 아유르베다 의사들은 몸의 기관의 위치와 기능을 잘 알고 있었다. 그러나 위에 언급한 체계들이 더 중요한 것이었다. 고대 아유르베다 의사들은 다양한 경로, 통로, 미묘한 구조가 각각의 몸의 기관의 건강을 책임진다고 생각했다. 그들은 몸을 조화롭게 기능하는 유기체로서 완전한 연결체로 인식했다. 그래서 아유르베다의 치료법은 주로 이 세 도샤를 균형 잡고 다뚜, 스로따, 나디가 제대로 기능할 수 있도록 돕는다.

가장 미묘한 구조가 나디이다. 7개의 다뚜와 14개 혹은 16개인 경로(스로따)는 물리적이다. 7개의 조직은 우리가 먹는 음식의 결과물이다. 음식은 그것이 궁극적으로 생식액 속에서 원자가 될 때까지 다양한 세포 단계를 통해 정제된다. 음식은 원자 상태로서 생명력을 창조한다. 경로는 음식, 공기, 혈액, 쓰레기, 물질을 운반한다. 그리고 이 경로는 마음과 쁘라나를 위한 경로이기도 한데 나디와는 다르다.

쁘라나는 도샤의 기초이며, 나디는 쁘라나가 미묘한 형태로 몸 구석을 돌아다니는 네트워크를 제공하며 총체적 형태로 경로를 돌아다니도록 돕는다. 나디는 다뚜와 스로따의 기초가 되며 쁘라나(다섯 바유)를 순환시키고 다른 시스템의 생기를 불어넣는다. 신경 세포(마자다뚜), 신경 경로(마자바하 스로따)는 뼈와 골수 구조에서 바유를 먹고 만들어진다. 몸의 생명 에너지를 공급하는 것은 나디이다. 그러므로 치료를 시작하기에 가장 좋은 곳은 나디이다.

베다와 힌두 경전에서는 나디에 대해 많은 설명이 있다. 인도의 설화에서는 나디를 매우 표면적으로만 취급하는데 사실 매우 깊고 신비한 뜻이 담겨 있는 이야기들이다. 딴뜨라 경전에서는 짜끄라와 나디를 설명하기 위해 은유를 사용한다. 왜냐하면 이 은유의 진정한 의미를 이해할 수 있는 지적인 학생만이 그들의 가르침과 신성 에너지를 받을 가치가 있다고 생각하기 때문이다.

신 크리슈나와 고삐에 대한 이야기를 예로 들어보자. 신 크리슈나에게는 만 6천 명의 고삐가 있었고 그 중에 200명을 매우 사랑했다. 그리고 그가 가장 좋아하는 고삐는 라다였다. 몸에는 7만 2천개의 나디가 있는데 그 중에 만 6천 개가 중요하다. 그 중에서도 200개는 매우 중요하며 그 중에 유일한 하나의 나디는 신과 결합하게 해준다. 크리슈나 릴라는 참나를 일깨우기 위한 나디의 춤이다. 크리슈나는 참나를 의미하며 고삐는 여시종을 의미하기도 하지만 나디를 의미하기도 한다. 이것은 많은 경전에 실린 오래된 이야기들의 한 예일 뿐이다.

요가 경전은 몸에는 7만 2천 개의 나디가 있다고 말한다. 쁘라나의 몸, 쁘라나 에너지, 에너지의 몸과 같이 에테르의 몸 구석구석에 펼쳐져 있는 미묘한 경로의 완벽한 네트워크이다. 모든 질병은 나디에 존재하는 정체, 막힘, 제한이 원인이 된다. 많은 오컬트 작가들이 말하는 것과는 반대로, 쁘라나(에테르의) 몸은 육체적인 것에 배어 있다. 많은 사람들이 사람의 몸을 양파처럼 진화하는 것으로 생각하는데 그 반대가 맞다. 육체적인 센터 쪽으로 에테르의 몸이나 아스트랄 몸이 배어 들며 그 결과 나디 시스템은 육체적인 몸에 지속적으로 존재할 수 있다.

이 책에서는 나디에 대해 상세한 설명을 하기보다 몸의 주요 부분, 행위의 기관, 감각, 감각 기관에 쁘라나를 공급하는 14개의 주요 나디에 초점을 맞춘다. 마사지에서 이 나디를 사용하면 환자의 몸에서 전체적인 쁘라나의 기능을 균형 잡게 해준다. 나디는 오감과 마음에 직접 연결되어 있다. 그래서 마사지에서 나디에 대해 작업하면 우리는 몸과 마음 전체에 매우 균형 잡인 치료 효과를 성취할 수 있다. 아유르베다의 치료법은 궁극적으로 쁘라나를 사용하기 때문에 나는 개인적으로 이것이 마사지의 가장 큰 기능이라고 생각한다. 나디는 쁘라나의 경로이므로 무엇이든지 나디에 직접하는 것이 효과적이다.

육체적 몸을 터치하지 않고도 쁘라나와 나디에 작업할 수 있다. 오랜 세월 동안 나는 이렇게 작업해서 아주 좋은 결과를 얻었다. 이 방법은 내 저서 《쁘라나: 요가 치료의 비밀》에 잘 나와 있다. 그러나 아유르베다의 맥락에서 쁘라나 치료는 가장 효과가 있다. 여기에 소개된 방법은 오늘날 사용되고 있는 다양한 "에너지" 치료법에도 적용할 수 있다. 당신의 마사지는 그 치료법에 관계없이 나디와 나디의 기능을 이해한다면 효과가 증폭될 것이다.

14개의 나디

오른쪽에는 6개의 나디가 있고, 왼쪽에도 6개의 나디가 있다. 몸의 가운데에 2개가 있어, 다 합하면 14개가 된다. 모든 나디는 척추의 아랫부분에 있는 뿌리 센터인 물라다라 짜끄라로부터 시작된다.

남성성/여성성, 수동/능동, 음/양과 같은 극성을 통해서 몸은 기능한다. 모든 문화에서는 몸과 생명에 존재하는 이 기초적인 극성을 인식했다. 베다 현자들은 은유적으로 해와 달을 사용해 창조의 능동적인 면과 수동적인 면을 나타냈다. 덧붙여서 그들은 능동적인 면은 라자스에, 수동적인 면은 따마스에 연결돼 있다고 말했다. 중간적인 통로는 삿뜨바 혹은 세 구나에 모두 연결되어 있다고 전해진다.

이런 의미에서 구나의 사용은 정신적 기능에 있어 따마스는 바람직하지 못한 기질이고 라자스는 덜 바람직하다는 "부정적인" 의미가 아니다. 세 구나는 본성의 일부이며, 밤에 따마스가 지배하지 않으면 잠을 잘 수 없다. 같은 맥락에서 라자스가 없으면 아침에 일어날 수 없다. 문제가 되고 질병을 일으키는 것은 구나의 "잘못된" 기능인 것이다. 그래서 달의 여성적인 나디인 이다가 따마스적이라고 할 때 이것은 판단이 아니다. 또 태양의 남성적인 나디인 삥갈라에 대해서도 마찬가지이다. 이 두 가지의 구나가 적합하지 않다는 것은 본질적으로 삿뜨바적인 마음의 맥락에서 그러하다.

삥갈라는 몸의 오른쪽을 지배하고 통제하며, 이다는 왼쪽을 지배한다. 쁘라나가 이 나디들 중 하나 안에서 움직일 때 그 나디와 연관된 다른 모든 나디들도 함께 활성화된다. 또 몸의 오른쪽은 뼷따이며, 몸의 왼쪽은 까빠이다. 일반적으로 남자는 쁘라끄루띠에 관계없이 에너지에 있어서 뼷따적인 성향을 조금 보이는 경향이 있다. 여성은 그들의 쁘라끄루띠에 관계없이 좀더 까빠적인 경향이 있다. 그리고 이것은 삥갈라와 이다의 기능 때문이다.

삥갈라와 이다는 중앙의 나디(수슘나) 주위를 감싸고 돈다. 삥갈라와 이다가 첫 번째, 두 번째, 세 번째, 네 번째, 다섯 번째 짜끄라의 주위를 돌 때 수슘나를 4번 교차한다. 수슘나는 몸에서 가장 중요한 나디로서 은유적으로 말하면 척추의 중심을 따라 뻗어 있다. 6개의 짜끄라가 수슘나에 위치해 있으며 머리의 정수리(사하스라빠드마) 짜끄라에서 끝난다. 정수리 중심은 다른 6개의 짜끄라와 같은 의미의 짜끄라는 아니다(그림 9 참고).

수슘나, 삥갈라, 이다의 세 나디가 몸에 존재하는 모든 다른 나디를 통제한다. 수슘나는 몸 전체에 쁘라나를 공급하는데, 미묘한 형태로 다양한 기관과 비뇨기계에 쁘라나를 공급하기 위해 짜끄라를 사용한

그림 9

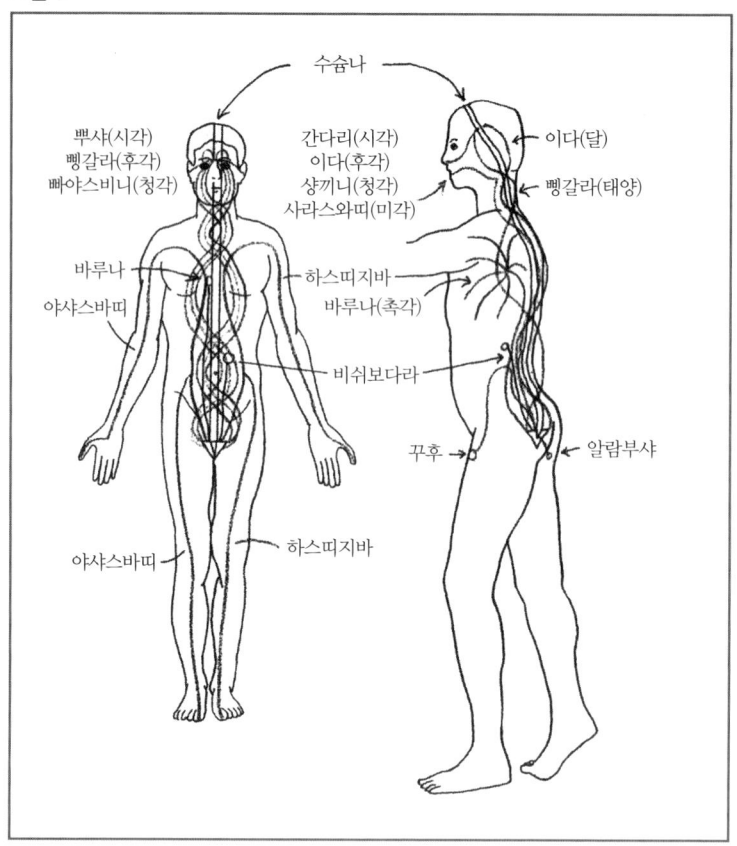

다. 태양의 나디인 삥갈라와 달의 나디인 이다는 수슘나를 돕는다. 쁘라나야마와 아사나 같은 모든 요가 방법들은 이 세 나디에 기초한 것이다. 꾼달리니 요가에서는 삥갈라와 이다에 대해 먼저 작업한 이후에 우다나 바유를 발달시킴으로써 수슘나에 작업한다. 그리고 이것은 쁘라나 샥띠 혹은 원래의 쁘라나 에너지를 활성화한다. 몸과 마음의 오자스와 떼자스의 균형 잡힌 상태가 존재하고, 떼자스와 오자스가 결합

하여 꾼달리니 에너지(쁘라나 샥띠)를 활성화한다. 그리고 머리 정수리까지 올라간다. 이 다음으로 샥띠는 정수리에서 참나를 자각하게 되는 영적인 심장으로 되돌아온다. 즉 특별한 나디인 브람미 나디로 돌아오는 것이다.

꾼달리니 요가의 철학에 대해서 말하고자 하는 것은 아니지만 이 같은 현상에 대해 오해가 많은 것 같아서 여기서 이야기한다. 많은 사람들이 자신이 꾼달리니를 체험했다고 한다. 그늘이 말하는 체험은 우다나 쁘라나가 척추의 아래 위로 움직이는 느낌이지 쁘라나 샥띠, 즉 꾼달리니에 대한 것이 아니다. 꾼달리니가 조금이라도 깨어나 있다면 초자연적인 힘을 만들어내거나 정신적으로 어지럽혀질 것이다. 에너지 의학을 12년 넘게 수련했지만 나는 꾼달리니를 각성했다는 사람을 만난 적이 없고 우다나 쁘라나를 느끼는 사람들은 많이 만났다.

꾼달리니 요가는 신성한 어머니의 형태로 형체가 없는 것을 숭배하는 방법이다. 이것이 당신의 수련의 핵심이 아니라면 혹은 당신이 꾼달리니 요가를 하고 있다는 사람의 핵심이 아니라면 그것은 오해이거나 사기이다. 프롤리 박사의 저서 《딴뜨라 요가》[17]는 딴뜨라 꾼달리니 요가에 대해 바른 길을 알려준다. 그리고 스보보다 박사의 저서[18]는 딴뜨라 꾼달리니 요가에 대해 또 다른 올바른 방법을 제시한다.

궁극적으로 치료사로서 우리가 나디에 작업함으로써 환자를 돕는다는 것은 그 환자 스스로 나디에 대해 작업하는 것에 비하면 대단치 않다. 모든 자연치료는 스스로 하는 것이다. 어떤 명상 혹은 쁘라나야마 수련이라도 환자는 마사지보다는 자신이 직접 하는 명상 혹은 쁘라나야마를 통해 궁극적으로 자신을 돕게 될 것이다. 그래서 치료사가 환자들에게 스스로 수련하기를 권하는 것은 중요하다. 마사지가 사람들로 하여금 바른 생활습관을 갖고 문제점을 해결하도록 돕는 데 중요한 역할을 하지만, 모든 아유르베딕 치료가 그렇듯이 마사지 치료도 결국에는 환자에게 질병을 처음부터 예방할 수 있는 매일의 규칙을 실천하도록 가르치는 것이다.

중앙의 나디들

1. 수슘나 척추의 아랫부분에서 머리의 정수리로 흐른다. 위로 움직이며 몸에 영양을 공급하는 순수한 쁘라나를 공급한다.

2. 알람부샤 수슘나와 같이 척추 아래에서 시작해 항문으로 흐른다. 불순한 쁘라나가 몸에서 떠나도록 배출구를 제공한다.

오른쪽 나디들

3. 꾸후 척추 아래에서 두 번째 짜끄라를 향해 위로 흐르고, 다음에는 음경 또는 질의 끝으로 향한다. 생식관과 배뇨관에 쁘라나를 제공한다.

4. 바루나 척추 아래에서 네 번째 짜끄라를 향해 위로 흐르고, 다음으로 몸 전체에 뻗어 나가며 쁘라나를 준다. 즉 모든 곳에 존재한다.

5. 야샤스바띠 척추 아래에서 배꼽에 있는 세 번째 짜끄라로 흐르고, 다음엔 오른팔과 오른다리로 뻗는다. 손발에 쁘라나를 제공하고 움직일 수 있게 한다.

6. 뿌샤 척추 아래에서 '제3의 눈'에 있는 여섯 번째 짜끄라를 향해 흐르고, 그 다음에 오른쪽 눈에 쁘라나를 공급한다.

7. 빠야스비니 척추 아래에서 '제3의 눈'에 있는 여섯 번째 짜끄라를 향해 흐르고, 그 다음에 오른쪽 귀에 쁘라나를 공급한다.

8. 삥갈라 척추 아래에서 '제3의 눈'에 있는 여섯 번째 짜끄라를 향해 흐르고, 그 다음에 오른쪽 코에 쁘라나를 공급한다.

왼쪽 나디들

9. 비쉬보다라 척추 아래에서 배꼽에 있는 세 번째 짜끄라를 향해 흐르고, 다음에는 복부에 쁘라나를 공급한다.

10. 하스띠지바 척추 아래에서 배꼽에 있는 세 번째 짜끄라를 향해 흐르고, 다음에는 왼팔, 왼다리에 쁘라나를 공급한다. 손발에 쁘라나를 공급하고 움직일 수 있도록 한다.

11. 사라스와띠 척추 아래에서 목에 있는 다섯 번째 짜끄라를 향해 흐르고, 혀와 입에 쁘라나를 공급한다.

12. 간다리 척추 아래에서 '제3의 눈'에 있는 여섯 번째 짜끄라를 향해 흐르고, 그 다음에 왼쪽 눈에 쁘라나를 공급한다.

13. 샹끼니 척추 아래에서 '제3의 눈'에 있는 여섯 번째 짜끄라를 향해 흐르고, 그 다음에 왼쪽 귀에 쁘라나를 공급한다.

14. 이다 척추 아래에서 '제3의 눈'에 있는 여섯 번째 짜끄라를 향해 흐르고, 그 다음에 왼쪽 코에 쁘라나를 공급한다.

이 나디를 보면 8개의 나디가 짝을 이루고 있다는 것을 알 수 있다. 이다와 삥갈라는 후각 기관을 조절하고 코와 코 뒤의 공동으로 쁘라나가 들어가고 나가는 것을 돕는다. 샹끼니와 빠야스비니는 귀와 청각을 조절한다. 간다리와 뿌샤는 눈과 시각을 조절한다. 하스띠지바와 야샤스바띠는 운동 기관과 움직임을 조절한다.

남은 여섯 개의 나디는 다른 행위와 감각을 조절한다. 사라스와띠는 맛과 혀를, 비스보다라는 소화기와 소화 능력을, 꾸후는 생식과 신장 기능을 조절한다. 바루나는 호흡기와 순환, 피부, 촉각을 조절한다. 알람부샤는 배변을, 수슘나는 신경계와 몸 전체를 조절하고 미묘한 구조의 중심부로서 다른 나디를 조절한다. 여기서 미묘한 구조란 서양에서 의미하는 천상의, 별의, 정신적인 몸을 의미한다.

나디 다루기

아유르베다 마사지에서 나디는 오감과 신체 기관을 평화롭게 하기 위해 존재한다. 오감과 운동 기관 둘 다 바따가 통제하며, 아유르베다 경전들은 대부분의 질병은 모두 바따의 책임이라고 말한다. 나디를 통하면 우리는 직접적으로 바따를 평화롭게 할 수 있다. 아유르베다 마사지의 가장 중요한 기능이다.

이 마사지는 아비양가라고 하는데, 아비양가는 우리가 매일 하는 마사지이다. 아비양가는 또한 예방적 치료법이기도 하다. 즉 아비양가로세 도샤를 균형잡고 평화롭게 한다. 마사지에서 의식적으로 나디를 사용하면 감각과 운동 기관을 포함해 바따를 평화롭게 하고 질병을 예방한다.

아유르베다의 다른 마사지로는 스네하나가 있는데 스네하나는 빤짜까르마의 일부로 마사지 기술보다는 오일을 더 중요시한다. 스네하나에서도 나디에 작업을 할 수 있지만 딱 들어맞는 것은 아니다. 스네하나는 오일 마사지의 과정이고, 나디로 치료하는 것은 아비양가에 속한다고 할 수 있다.

치료

1. **수슘나** 머리의 정수리에 따뜻한 오일을 적용하고 가벼운 시계방향 원을 그린다(브람미 오일).

2. **알람부샤** 다른 이가 이 나디를 치료하는 것은 적합하지 않다. 자기 치료법으로서 매일 씻고 세서미 오일을 바른다.

3. **꾸후** 다른 이가 이 나디를 치료하는 것은 적합하지 않다. 자기 치료법으로서 매일 씻고 세서미 오일을 바른다.

4. **바루나** 모든 마사지 기술이 이 나디를 치료한다. 오일 마사지는 촉각의 기관인 피부를 치료하는 데 가장 효과적이다. 쁘라끄루띠에 따라 오일 양과 종류를 달리하라.

5. **야샤스바띠** 매일 손바닥과 발바닥에 쁘라끄루띠에 맞는 따뜻한 오일을 바른다.

6. **뿌샤** 뜨리빨라 기, 혹은 뜨리빨라를 달인 즙, 혹은 카모마일 차에 면 패드를 적시고, 그 다음에 방울이 약간 떨어질 정도로 젖은 패드를 나머지 마사지를 하는 동안 눈에 둔다. 혹은 눈 위/눈썹에 약간의 오일을 적용하고 지압을 준다.

7. **빠야스비니** 안약 병을 사용해 두 방울의 오일을 귀에 넣는다(브람미 혹은 세서미 오일). 오일을 당신의 손끝에 얹고 부드럽게 이 오일을 귀에 넣는다. 귀 전체를 마사지하는 것도 역시 도움이 된다.

8. **뼁갈라** 안약 병을 사용해 두 방울의 오일을 뼁갈라 쪽 콧구멍에

넣는다(브람미 혹은 세서미 오일). 혹은 약간의 오일을 삥갈라 쪽 콧구멍에 적용하고 지압을 준다.

9. 비쉬보다라 복부 주위에 쁘라끄루띠에 맞는 따뜻한 오일 마사지를 한다.

10. 하스띠지바 손바닥과 발바닥에 매일 쁘라끄루씨에 맞는 따뜻한 오일을 사용한다.

11. 사라스와띠 목과 턱 부위에 약간의 오일을 적용한다. 목과 턱 근육 옆에 가벼운 마사지를 하면 이 나디에 효과적이다. 목의 뒷부분을 마사지하는 것도 마찬가지다. 자기 치료로 매일 혀를 깨끗이 해야 한다.

12. 간다리 뿌샤와 같다.

13. 샹끼니 빠야스비니와 같다.

14. 이다 삥갈라와 같다.

나디를 다루는 가장 좋은 방법은 우리가 매일 일과로 유지하는 것이다. 감각을 올바르게 사용하고 위생을 올바르게 행한다. 감각이 지나치게 피로하면 질병이 된다. 혹사당한 감각에 마사지 치료는 매우 효과적이다 그럼에도 불구하고 마사지는 우리 자신부터 준비가 되어 있어야 한다. 즉 치료사는 우리의 마음뿐 아니라 다른 감각 기관을 어떻게 사용하는지 인지하고 있어야 한다. 그 중요성은 종종 간과된다. 이런 실수를 범하지 말라.

마음의 미묘한 감각을 포함한 감각 기관은 장기간 건강하기 위해선 필수이다. 이 감각 기관을 혹사시키면 바따가 어지럽혀지고 온몸이 어지럽혀져서 질병이 된다. 궁극적으로 감각의 잘못된 사용은 바사나와 삼스까라를 동반한다.

이 저장된 기억은 무지에서 비롯된다. 내가 말하는 무지란 모든 수준의 무지이다. 육체적인 수준의 무지에서부터 우리의 영혼에서의 무지에 이르기까지 무지는 질병의 원인이다. 그래서 감각 기관과 감각을 통제하고 적절히 유지하는 일은 나디와 쁘라나를 유지하는 일이며 우리의 육체적, 정신적, 영혼의 건강에 가장 중요하다.

아유르베딕 건강 지침은 유지에 매우 좋다. 먼저 치료사부터 삶에서 이 규칙들을 실천하고 다음에 환자들에게 이 규칙들을 소개하는 것이 좋을 것이다. 기본 규칙은 매일 청소, 과도하지 않은 적절한 자극, 영양 섭취가 있다. 그리고 오일 마사지는 이러한 매일의 영양 섭취에 중요한 부분을 차지한다. 차게 압착된 천연 오일은 비타민, 미네랄, 영양분이 높다. 피부는 지금까지 배웠듯이 촉각과 관련된 흡수 기관이다. 오일은 바루나 나디를 통해 몸 전체에 영향을 미친다. 바루나 나디는 몸 전체에 뻗어 있는 복잡한 나디이다.

자가 수련의 핵심은 콧구멍의 유지이다. 두 콧구멍은 이다와 삥갈라의 배출구이며, 치료에 가장 직접적이면서 중요한 곳이다. 코의 통로를 매일 청소하고 영양을 공급하는 것은 아유르베다와 요가 건강 지침에서는 아주 중요하다. 그리고 그 이유를 당신은 이제 안다. 따뜻한 소금물을 넣어서 머리를 뒤로 젖혀 양옆으로 흔드는 것으로 청소를 하고, 코의 통로를 오일로 영양 마사지 해준다. 오일 방울을 직접 코에 떨어뜨리면 된다. 이것을 매일 하면 뇌에 영양 공급도 되고 바따의 균형도 유지할 수 있다. 안약 병에다가 세서미 오일을 채워서 휴대하며, 여행을 할 때 콧구멍 각각에 여행 전과 후 3~4방울의 오일을 떨어뜨리면 바따를 유지하는 데 매우 편리하다.

다른 형태의 영양 공급으로는 침묵, 자연 속에 있는 것, 사랑, 적당량의 완전한 음식, 명상이 있다. 가장 높은 형태의 영양 공급은 생각하지 않는 것이다. 사고라고 불리는, 개인적인 생각의 끝없는 흐름이 멈추면, 당신의 진정한 본질이 나타나서 무지를 몰아내고 행복과 건강을 가져다준다. 타고난 의식과 쁘라나에 명상하면 그렇게 될 수 있다.

> "나는 쁘라나와 함께 있지 않지만 쁘라나 이외에는 아무것도 아닌, 쁘라나 안에 내재되어 있는 존재인 무한한 의식에 대해 깊이 생각한다. 나는 쁘라나 중의 쁘라나이고, 생명 중의 생명이며, 유일하게 몸을 보존하는, 참나의, 마음 중의 마음이며, 지성 중의 지성인 의식에 대해 깊이 생각한다. 나는 쁘라나와 아빠나 모두의 에너지이자 감각 기능을 가능케 하는, 쁘라나와 아빠나의 근원인 의식에게 경배한다."[19]

17) Frawley, Dr. David, *Tantric Yoga and the Wisdom Goddesses*, Salt Lake City, UT: Passage Press, 1994
18) Svoboda, Dr. Robert, *Aghora: At the Left Hand of God*, Albuquerque, NM: Brotherhood of Life Publishing, 1986
   ___, *Aghora II: Kundalini, Albuquerque*, NM: Brotherhood of Life Publishing, 1993
   ___, *Aghora III: The Law of Karma*, Albuquerque, NM: Brotherhood of Life Publishing, 1997
19) *Yoga Vasistha, "The Supreme Yoga"* Vols. I & II, Swami Venkatesananda trans., Shivanandanagar, Uttar Pradesh, India: Divine Life Society, 1991, Vols. I, page 370

6 마르마: 몸의 정교한 포인트들

"몸에 충만하고 눈을 비롯한 다른 감각에 힘과 운동성을
부여해 주는 쁘라나는 생명의 중요한 덮개이다. 쁘라나는 의식이
결여되어 있기 때문에 참나(the Self)는 아니다."

―빤짜다시, 3장 5절

전설에 따르면 메루산 근처에 나무가 한 그루 있었다. 이 나무는 시간의 순환에도 파괴된 적이 없었다. 쉬바신께서 나따라지로서 파괴의 춤을 시작하니 일곱 세계가 파괴되고 그 세계 안에 존재하던 모든 것들이 같이 파괴되었다. 창조의 신 브람마께서 창조의 노래를 부르자 각각의 새로운 순환이 시작되었다. 각각의 순환이 끝날 때마다 이 한 그루의 나무와 그곳에 거주하는 까마귀 부슌다를 제외하고는 모든 것이 파괴되었다.

부슌다와 그의 나무는 영체(靈體)가 일부분을 이루는 그들의 미묘한 몸 속으로 들어가 명상했고 세상이 다시 형성될 때까지 그곳에 머물렀다. 부슌다는 이 방법으로 시간이 끝없는 순환을 거듭할 때마다 살아남

앉으며, 그는 살아 있는 가장 현명한 존재이다. 베다의 영생하는 선지자 바시슈따에게 영생불멸의 쁘라나 과학을 가르쳐 준 이도 바로 부슌다였다. 그는 쁘라나를 마스터함으로써 모든 힘이 성취되고 영생불멸에 도달했다. 쁘라나를 마스터한다는 것은 나디에서 쁘라나의 움직임과 흐름을 알고 이해한다는 것이다. 나디로 가는 문은 마음, 호흡, 마르마를 통하는 세 갈래로 나누어진다. 부슌다가 아래와 같이 말한다.

"정교한 삥갈라와 이다가 이 몸의 정확히 가운데에 봉인되어 있다. 세 개의 연꽃 모양 바퀴가 있고 이 바퀴들은 뼈와 살로 이루어져 있다. 생명의 공기가 바퀴를 적시고, 이 연꽃 모양 바퀴의 나디 또는 꽃잎들이 진동하기 시작한다. 생명의 공기는 꽃잎의 확장 덕분에 퍼져간다. 그러므로 나디는 아래 위로 에너지를 발산한다. 현자들은 이 생명의 공기를 여러 가지 다른 이름, 즉 쁘라나, 아빠나, 사마나, 우다나, 비야나로 불렀는데 이는 생명의 공기가 여러가지 역할을 했기 때문이다. 생명의 공기는 연꽃의 심장인 정신의 중심으로부터 그들의 에너지를 빼앗았다."

"연꽃의 심장에서 진동하는 에너지가 쁘라나이다. 쁘라나로 인해 눈은 볼 수 있고, 피부는 느낄 수 있으며, 입은 말할 수 있고, 음식물은 소화된다. 쁘라나는 몸의 모든 기능을 작동한다. 쁘라나의 기능은 위와 아래 두 가지로 작용하는데 위에 작용하는 것이 쁘라나, 아래에 작용하는 것이 아빠나로 알려져 있다. 나는 이 에너지에 헌신했다. 이 에너지는 피로로부터 자유롭게 하고 심장에서 해와 달 같이 빛난다."[20]

이것이 마르마에 대한 요가에서의 전통적인 설명이다. 마르마는 비밀을 뜻한다. 마르마는 몸에 생명과 죽음을 주는 지압점이다. 마르마는 거의 뼈와 살로 구성된 몸의 해부학적 지점들이다. 마르마는 아유르베다의 중요한 부분이며 나디와 쁘라나를 다루는 직접적인 수단을 제공한다. 아유르베다의 3대 서적인 《짜라까 상히따》 《수슈루따 상히따》 《아슈땅가 흐르다얌》은 공통적으로 마르마에 대해 얘기하고 있다. 《수슈루따 상히따》에서는 주로 외과 수술에 관련해 마르마를 폭넓게 다룬다. 마르마에 대한 지식은 외과 의사에게 의무 사항이었지만, 모든 내과 의사들도 마르마에 대해 알고 있었고, 마르마의 손상은 생명에 위협임을 알고 있었다.

마르마는 반사학과 침구학에 쓰이는 지압점 혹은 경혈과 유사하다. 사실, 반사학과 침구학의 원천은 마르마 시스템이다. 아유르베딕 시스템에 있어서 마르마의 쓰임은 크게 반사학과 침구학의 결과들을 포함한다. 아유르베다에서 침구학의 본질과 역사적 기원에 대한 좋은 참고 문헌은 닥터 로스가 그의 책에 제시하고 있다.[21] 침구학과 같이, 마르마는 손가락 길이로 잰다. 107개의 마르마 포인트가 있으며 《아슈땅가 흐르다얌》에서는 마르마 포인트들을 여섯 분야로 나누었다.

"마르마는 터치했을 때 평상시와는 다르게 맥박이 뛰고 고통이 느껴지는 지점이다. 마르마는 죽음을 불러일으키기 때문에 생명의 장소라고도 불린다. 마르마는 근육, 뼈, 힘줄, 동맥, 혈관, 관절들이 만나는 지점이며 생명은 온전히 마르마 안에 존재한다. 이 마르마에 대한 상처나 공격은 생명을 위협할 수 있다. 마르마는 고유의 눈에 띄는 특질로 알 수

그림 10

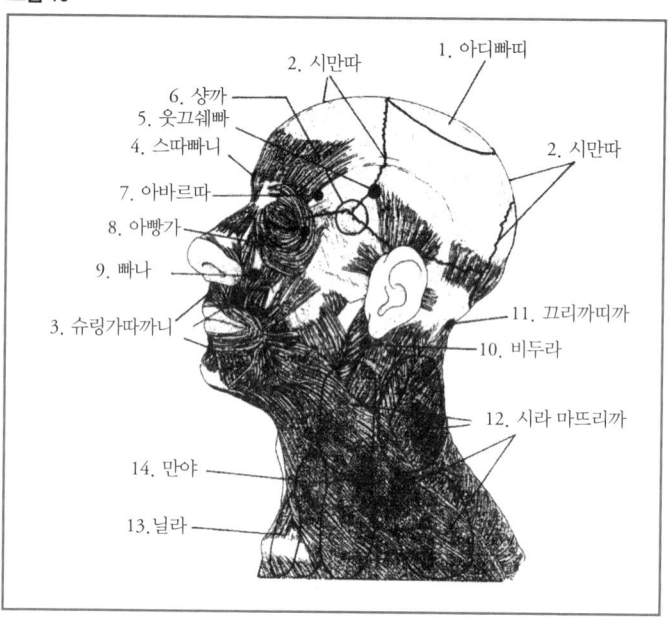

있다. 이 분류에 따라 마르마는 여섯 가지로, '생명의 중심지'라는 점에서는 공통적이다."[22]

《아슈땅가 흐르다얌》의 저자 바가바따는 여섯 가지로 마르마를 분류하며 아래와 같이 말한다.

1. 맘사 마르마 – 근육 세포의 지배
2. 아스띠 마르마 – 뼈의 지배
3. 스나유 마르마 – 힘줄과 인대의 지배
4. 다마니 마르마 – 동맥의 지배
5. 시라 마르마 – 혈관의 지배

그림 11

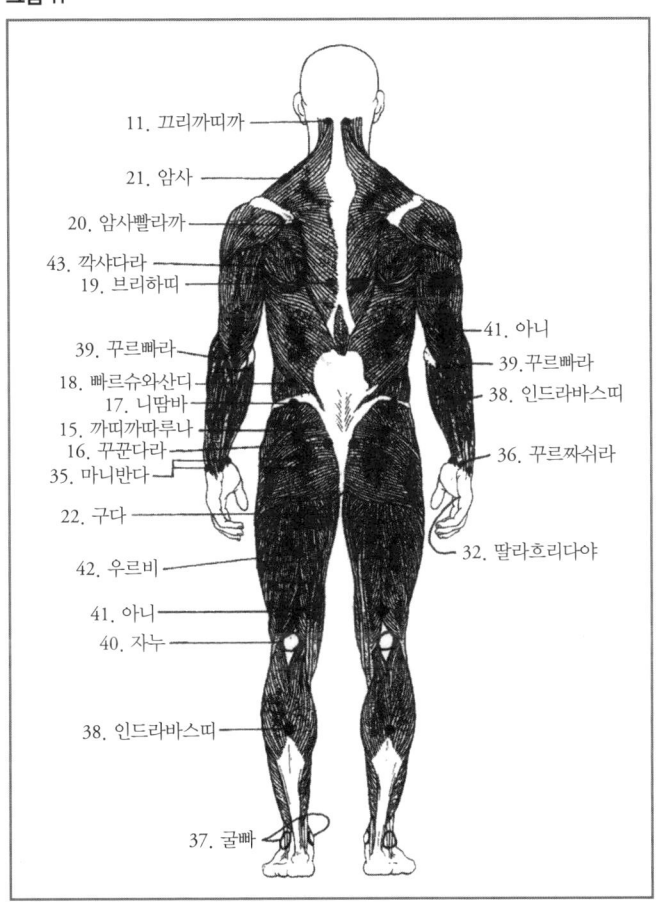

6. 산디 마르마 – 관절의 지배

더 나아가, 마르마는 몸에서 위치와 숫자로 정의된다.

1. 머리와 목: 37개
2. 몸의 앞면: 12개

그림 12

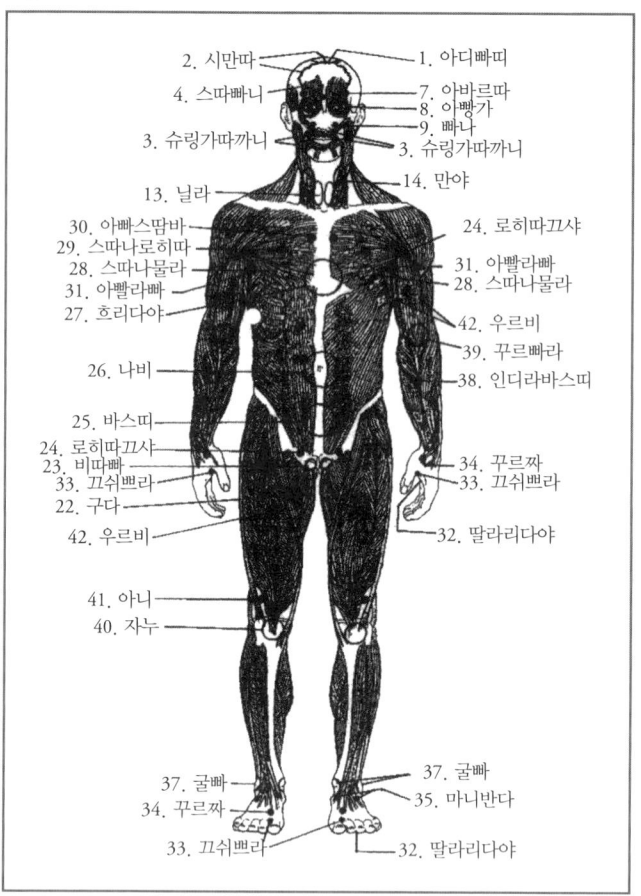

3. 위쪽 림프절: 22개

4. 몸의 뒷면: 14개

5. 아래쪽 림프절: 22개

총 107개 (그림 10,11, 12 & 13 참고)

마르마는 또한 상처 입었을 때 마르마가 나타내는 신호에 의해 분류되기도 한다. 이 분류는 그 본질에 있어 의학적인 측면이 강하므로 나는 여기서 포함하지 않는다. 사실, 고전에서 마르마에 대한 정보는 이 의학적인 측면이 컸다. 고전에서 말하는 의학적 의미에서 마르마는 사고와 상해에 있어 매우 중요하다. 아유르베다의 고전에서 주로 차지하는 부분이 의학적 측면이므로 스포츠 상해와 사고의 치료에 중점을 둘 학습자는 이 주제에 대해 고진을 좀 더 찾아보면 좋을 것이다. 그러나 이 책에서는 이 분야는 다루지 않는다.

마르마의 치료에 있어서 쓰임새를 설명하는 표가 있는데, 중요한 마르마 포인트를 외우는 데 도움이 된다. 그럼에도 불구하고, 나는 개인적으로 이전의 내 치료 경험을 통해 이미 많은 마르마 포인트를 알고 있다는 것을 깨달았다. 마르마 포인트를 침구학의 경혈처럼 복잡하거나 어려운 체계로 여길 필요는 없다. 마르마 포인트는 선천적으로 민감한 포인트들이므로 당신이 마사지사로서 일한 경험이 있다면 아마도 이미 알고 있을 것이다. 내 경험상 그렇다.

당신이 민감한 사람이라서 많은 마르마 포인트가 어디에 존재하는지 알고 있다고 해도 그 치료 용법은 아유르베다로부터 배워야만 한다. 당신이 이미 알고 있는 포인트들로부터 시작하라. 그리고 아유르베다가 말하는 그 포인트들의 이름과 기능과 용법을 배우라. 이 방법을 따라 당신이 알고 있던 마르마 포인트가 다른 치료 기능에 쓰인다는 것을 배우는 일은 쉽고 재미있다. 앞서 말했듯이, 마르마는 앙굴리라는 손가락 길이로 잰다. 여기서 손가락은 환자의 손가락 너비로 시술자의 손가락 너비는 아니다. 많은 마르마 포인트들의 위치는 앙굴리를 통해 알 수 있다. 사람마다 다른 체형과 골격을 갖고 다르게 만들어졌기 때문이다. 마르마는 또한 반사학이나 침구학과 같은 다른 체계에서 1부터 8까지의 손가락 너비로 재어 마르마 포인트가 아닌 몸의 한 지점을 찾는 방식과는 다르다.

마사지테라피에서는 마르마를 세 가지 방식으로 사용한다.

1. 나디를 다룸으로써 쁘라나를 다룬다.
2. 특정 기관이나 몸의 시스템을 다룬다.
3. 특정한 도샤의 불균형을 다룬다.

마르마의 순서와 번호 매기기는 마르마를 가르칠 때 사용하는 나의 고유 방식이다. 순서는 전통에서 어느 정도 뒤바뀌었다. 다음에 설명할 내용은 나의 스승이신 닥터 데이비드 프롤리와 닥터 수바시 라나드가 알려주셨다. 다섯 바유에 대한 상관 관계는 대부분 나의 독창적인 설명이다. 나는 마르마의 이름과 위치, 정확한 묘사에 이르는 체계를 발견했다. 남인도와 스리랑카에는 이것과 다른 시스템이 있다. 남인도 모델은 본질이 다른 것은 아니나 용어 체계가 다르다. 스리랑카 모델은 모든 종류의 아유르베다를 발생시킨 강한 불교적 영향 때문에 이 시스템과는 다르다.

마르마 포인트 표

			머리와 목		
N°	이름/길이	수	위치	구성	치료 효과
1	아디빠띠 4 앙굴리	1	정수리	두개골 관절	마음, 신경, 쁘라나 바유 다스림
2	시만따 직선	5	두개골 뼈의 관절	두개골 관절	신경, 쁘라나 바유 다스림

N°	이름	수	위치	구성	치료 효과
3	슈링가따까니 1/2 앙굴리	4	연구개	피	신경과 쁘라나 바유 다스림
4	스따빠니 1/2 앙굴리	1	미간	혈관	마음, 신경, 내분비샘, 쁘라나 바유 다스림
5	웃끄쉐빠 1/2 앙굴리	2	샹까 위	인대	대장, 아빠나 바유 다스림
6	샹까 2 앙굴리	2	관자놀이/아빵가와 귀 사이	뼈	대장, 아빠나 바유 다스림
7	아바르따 1/2 앙굴리	2	양쪽 눈썹 위	관절	시각, 알로짜까 삣따, 쁘라나 바유 다스림
8	아빵가 1/2 앙굴리	2	눈의 모서리	혈관	시각, 알로짜까 삣따, 쁘라나 바유 다스림
9	빠나 1/2 앙굴리	2	양콧구멍	혈관	코와 입 사이 공동, 쁘라나 바유 다스림
10	비두라 1/2 앙굴리	2	양쪽 귀 아래	힘줄	청력 다스림, 쁘라나 바유 균형 잡음
11	끄리까띠까 1/2 앙굴리	2	머리와 목의 만나는 지점	관절	목과 어깨 긴장, 우다나 바유를 풀어 줌
12	시라 마뜨리까 4 앙굴리	8	목 옆쪽의 동맥 4개	동맥	머리와 심장의 혈액 순환, 비야나 바유
13	닐라 4 앙굴리	2	후두 양옆	혈관	순환, 거친 목소리, 우다나 바유
14	만야 4 앙굴리	2	닐라 뒤	혈관	혈액 순환 조절, 비야나 바유

몸의 뒤					
N°	이름	수	위치	구성	치료 효과
15	까띠까따루나 1/2 앙굴리	2	엉덩이 중간	뼈	지방 세포, 비야나 바유 다스림
16	꾸꾼다라 1/2 앙굴리	2	천골 옆 후상장골극	관절	두 번째 짜끄라, 아빠나 바유 다스림
17	니땀바 1/2 앙굴리	2	꾸꾼다라를 지나 4 앙굴리 위	뼈	신장과 아빠나 바유 다스림

N°	이름	수	위치	구성	치료 효과
18	빠르슈와산디 1/2 앙굴리	2	니땀바의 2 앙굴리 위	혈관	아드레날린, 내분비샘, 쁘라나, 사마나 바유 다스림
19	브리하띠 1/2 앙굴리	2	7번과 8번 가슴 척추의 사이	혈관	세 번째 짜끄라, 사마나 바유
20	암사빨라까 1/2 앙굴리	2	브리하띠 위의 견갑골	뼈	네 번째 짜끄라, 쁘라나, 비야나 바유
21	암사 1/2 앙굴리	2	암사빨라까의 4 앙굴리 위 어깨와 목 사이	인대	다섯 번째 짜끄라, 우다나 바유

몸의 앞					
N°	이름	수	위치	구성	치료 효과
22	구다 4 앙굴리	1	항문 주위	근육	첫 번째 짜끄라, 출산, 소변, 월경 시스템, 아빠나 바유
23	비따빠 1 앙굴리	2	로히따끄샤 아래 2 앙굴리/ 음낭	근육과 인대	발기부전, 임신, 탈장, 비만, 월경 문제, 아빠나 바유
24	로히따끄샤 1/2 앙굴리	4	사타구니 관절, 어깨 위 림프절	혈관	림프계, 순환, 비야나 바유
25	바스띠 4 앙굴리	1	치골의 정점	인대	까빠 다스림, 비야나 바유
26	나비 4 앙굴리	1	배꼽 주위	인대	소장, 빠짜까 삣따, 사마나 바유
27	흐리다야 4 앙굴리	1	흉골 가운데	혈관	사다까 삣따, 비야나 바유
28	스따나물라 2 앙굴리	2	유두 바로 아래	혈관	심장, 고혈압, 저혈압, 순환, 사다까 삣따, 비야나 바유
29	스따나로히따 1/2 앙굴리	2	스딴물라의 2 앙굴라 위	근육	가슴, 모유 생산, 쁘라나, 비야나 바유
30	아빠스땀바 1/2 앙굴리	2	유두와 날개뼈 사이	혈관	폐, 비야나 바유
31	아빨라빠 1/2 앙굴리	2	스딴물라의 측면	혈관	팔의 혈액 순환, 비야나 바유

			손과 다리			
N°	이름	수	위치	구성	치료 효과	
32	딸라흐리다야 1/2 앙굴리	4	손바닥과 발바닥 중간	근육	폐, 심장, 비야나 바유 자극	
33	끄쉬쁘라 1/2 앙굴리	4	엄지와 검지 사이/엄지 발가락과 검지발가락 사이	힘줄	심장 자극, 쁘라나, 비야나	
34	꾸르짜 1 앙굴리	4	끄쉬쁘라의 2 앙굴리 위/ 엄지와 엄지발가락의 뿌리 부분	힘줄	발은 알로짜까 삣따, 손은 쁘라나 다스림	
35	마니반다 1 앙굴리	4	손목 관절 바로 아래/ 발목 관절 앞부분	힘줄	위 자극, 빠짜까 삣따, 사마나 바유	
36	꾸르짜쉬라 2 앙굴리	2	손목 관절	관절	손목 다스림, 신경, 비야나 바유 자극	
37	굴빠 2 앙굴리	2	발목 관절	관절	발목 다스림, 좌골신경통, 관절염, 비야나 바유	
38	인디라바스띠 1/2 앙굴리	4	아래팔 가운데/장딴지 가운데	근육	아그니 촉진, 소장, 빤짜까 삣따, 사마나 바유	
39	꾸르빠라 3 앙굴리	2	팔꿈치	관절	간, 비장, 란짜까 삣따, 사마나 바유	
40	자누 3 앙굴리	2	무릎	관절	간, 비장, 란짜까 삣따, 사마나 바유	
41	아니 1/2 앙굴리	4	꾸르빠라와 자누 3 앙굴리 위 팔과 다리	힘줄	신장, 아빠나 바유	
42	우르비 1 앙굴리	4	윗팔뚝과 허벅지의 중간	혈관	물의 신진대사, 비야나, 아빠나 바유	
43	깍샤다라 1 앙굴리	2	어깨 관절의 로히따끄샤 2 앙굴리 위	인대	어깨, 비야나 바유	

처치 방법

마르마는 주로 지압, 순환 마사지, 오일과 에센셜 오일들을 사용한다. 열도 사용 가능하다. 마르마는 매우 섬세한 포인트이므로 너무 강하거나 공격적으로 마사지해서는 안 된다. 마찬가지로 지압은 천천히 그리고 점차적으로 힘을 증가시켜서 진행해야 한다. 당신의 정신적 상태는 무엇보다도 중요하다. 당신의 호흡도 마사지의 모든 테크닉 중에서 중요한 부분이다. 그러나 마르마는 환자의 쁘라나로 가는 직접적인 통로이기 때문에 매우 중요하다.

호흡

호흡은 마르마를 행하는 주요 방법으로 첫 번째로 행해진다. 호흡은 쁘라나를 몸으로 실어 나르는 주요 수단이다. 호흡을 의식적으로 사용함으로써 우리는 환자에게 투사하는 쁘라나의 양을 증가시킬 수 있다. 당신이 무엇을 하든 호흡은 일어날 것이다. 그래서 지적인 사람은 그들의 일을 더 효과적으로 하기 위해 자연의 타고난 기능을 극대화한다.

쁘라나는 들이쉬기(쁘라나 바유)로 몸에 들어오고, 내쉬기(아빠나 바유)로 몸에서 떠난다. 이 양극은 항상 일어나는 일이다. 또, 그 과정에서 지배적인 나디들은 투사되는 쁘라나의 본질이 달인지 해인지 영향을 미친다. 쁘라나가 의식적으로 투사될 때 단지 아빠나 바유로 남는 것이 아니라 다른 쁘라나들의 질을 얻게 된다. 이것은 당신이 투사하고자 하는 쁘라나의 질을 "생각할" 때 "성취"된다. 예를 들어, 당신이 마르마를 촉진시키고 활성화하기 위해서 뜨거운 쁘라나를 투사하기를 원한다면 본질로 불을 간직한 사마나 바유의 질을 "느낄" 것이다. 뜨거운 쁘라나를 행하는 방법은 당신 스스로 뜨거움을 "느끼"거나 불꽃 가운데 있는 자신을 상상하는 것이다.

다른 예는 마르마를 조화롭게 하기 위해 비야나 바유와 같이 시원하고 완화시키는 쁘라나를 사용하는 데 있다. 비야나 바유가 발산하는 통일성을 "느낌"으로써 이것이 가능하다. 비야나는 모으고 유지하고 조화롭게 한다. 그 본질은 차고 여성적이다. 당신이 시원한 물로 가득 찬 고요한 호수에 앉아 있듯이 함께 모이고 유지되는 물의 시원함

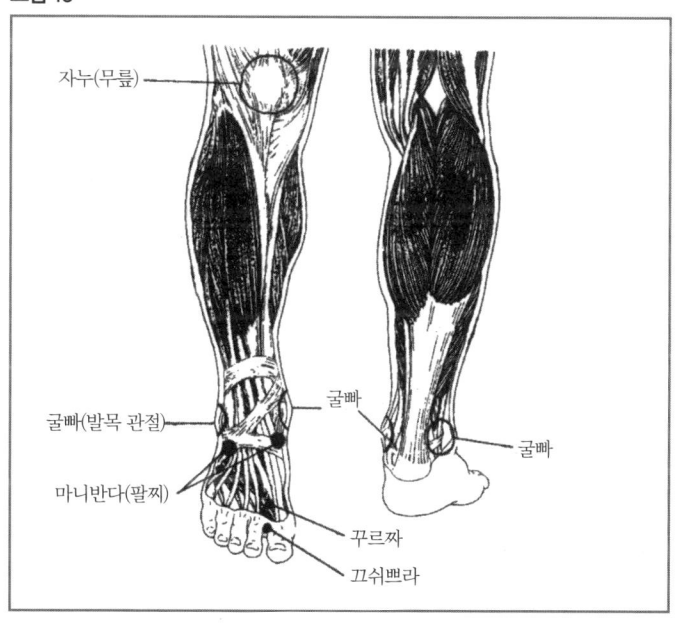

그림 13

을 "느껴"보라. 숨을 들이쉬고 내쉴 때에 물을 상상하라.

호흡하는 콧구멍을 통제하는 것으로도 가능하다. 들이쉬기를 효과적으로 통제할 수 있다면 달의 시원한 쁘라나를 환자에게 주고 싶을 때는 왼쪽 콧구멍으로 들이쉬며, 해의 뜨거운 쁘라나를 주기 위해서는 오른쪽 콧구멍으로 들이쉰다.

내쉬기는 모두 입으로 한다. 이는 주는 행위의 본질 때문이다. 코로 내쉬게 되면 환자에게 나디가 닫힌 것처럼 많은 쁘라나를 주지 못한다. 코 호흡은 명상, 아사나, 혹은 여러 가지 당신 자신을 위한 활동에는 적합하다. 누군가에게 말할 때 당신의 입은 열려 있다. 쁘라나를 소통시키는 데도 마찬가지이다. 입으로 숨을 내쉬며 열 때 하스띠지바 나디와 야사스바띠 나디는 더 많은 쁘라나를 주기 위해 손바닥에서 열려 있다. 그래서 말을 많이 하는 사람은 에너지가 고갈되는 것이다. 쁘라나를 전달하기 위해 올바로 호흡하는 방법은 3장의 연습 2의 단계들을 따라하면 된다. 3장의 연습 2와 차이점은 입으로 숨을 내쉰다는 것뿐이다. 이 호흡은 당신의 쁘라나를 고갈시키지는 않는다. 당신은 쁘라나와 비야나 바유 등 양질의 건강을 증진시키는 쁘라나를 환자에게 주고 정신적으로도 당신의 작업에 머물러 있을 것이다. 그렇게 하려면 연습이 좀 필요하지만, 하따 요가와 명상에 경험이 있다면 어렵지 않다. 쁘라나를 의식적으로 사용하는 법은 《쁘라나: 요가 치료의 비밀》에 더 자세하게 설명되어 있다.

마르마 포인트를 터치하거나 지압하거나 마사지할 때 쁘라나가 당신의 손과 손가락을 떠나는 것을 의식하면서 내쉬라. 이 단순한 의식적 호흡을 덧붙임으로써 마사지 치료 효과는 엄청나게 커진다. 더 숙련된 사람이라면, 환자의 필요에 맞게 쁘라나의 질을 통제할 줄 안다. 즉 촉진, 완화, 관통, 분산, 결속, 그리고 여러 마르마 다루는 방식을 구별해 사용한다는 말이다. 마사지를 하는 모든 단계에서 이것이 필요하지만 마르마를 행할 때는 특히 그러하다.

지압

지압은 다른 지압 테라피와 마찬가지 방식으로 마르마에 사용한다. 치료사가 통증이 있고 단단하고 부드럽고 민감한 포인트를 발견해서 마르마 포인트의 존재와 그 위치를 알아낸다. 그리고 치료사는 점점 증가하는 지압을 적용한다. 의식적 호흡은 중요하며, 쁘라나가 당신의 손가락으로부터 빠져나가 마르마로 들어간다는 지식을 갖고 호흡을 내쉬어야 한다. 충분한 압력이 가해지고 환자가 불편함을 느끼면 당신은 그 마르마 포인트의 긴장을 없애기 위해 시계반대방향의 원을 작게 그려준다.

일반적으로 시계방향의 동작은 마르마를 촉진하고, 시계반대방향의 동작은 막히고 정체된 쁘라나를 풀어준다. 어떤 치료사들은 오직 시계방향 동작만을 사용하기도 한다. 이 방법은 전혀 잘못된 것이 아니고 그 결과는 여전히 좋다. 지금까지 읽으면서 알아챘겠지만 나는 정확한 방식으로 일하고 가능한 한 자연의 기능을 사용하는 것을 좋아한다. 시계방향과 시계반대방향 동작들은 그 예이다.

마르마 지압 테라피의 요점은 환자가 불편해할 때까지 천천히 압력을 가하다가 좀 더 천천히 진행하는 것이다. 나는 종종 어떤 동작도 없이 압력을 가하는 방법을 선호한다. 매우 긴장된 지점을 포착하고 압력을 가해 2-3분 유지한 후, 나 자신이 두 번 호흡을 들이쉬고 내쉬는 동안 릴랙스한 다음 다시 압력을 가한다. 이것을 마르마의 긴장이 풀어질 때까지 많이 반복한다. 당신이 쁘라나를 의식적으로 주고 있다면 마르마 포인트가 두배 더 빨리 맑아진다. 이 지압법을 세 번 반복했는데도 마르마 포인트에 차도가 없다면 10분간 내버려두었다가 다시 돌아와서 행하라. 그리고 역시 여러 번 이 방식으로 지압하라.

이 책의 어떤 방법도 힘을 주어 하는 것은 해로울 뿐 아니라 금지되어 있다. 힘을 주는 지압이란 당신이 그것이 좋다고 생각해서 세포나 마르마를 힘주어 미는 행위을 말한다. 힘주기는 폭력의 노골적인 형태이며 깊은 세포와 하드 마사지에 요구된다. 그리고 힘주기는 내가 얘기하고 있는 마사지는 아니다. 나는 자연스럽게 몸의 긴장과 통증을 푸는 것과 치료사가 풀리는 과정을 강요하는 것을 구별한다. 숙련된 치료사라면 이 차이와 과도한 힘주기가 환자/치료사 관계와 치료 효과에 미치는 해악을 이미 인지했을 것이다.

폭력적이고 강압적인 치료는 치료사 스스로를 망치기도 한다. 치료사가 내면의 조화와 자기 인지가 부족하다는 뜻이다. 전문적으로 힘주기는 환자의 까르마, 특히 질병의 까르마를 축적할 뿐이다. 마사지를 할 때 많이 아프거나 극히 우울해진다면 당신의 작업을 면밀히 관찰하라. 그 밑바닥에 당신의 강요하는 에고가 있을 것이다. 사랑과 에고가 함께 존재할 수는 없다. 강요는 사랑이 없음이며, 사랑보다 강한 치료의 힘은 우주에 존재하지 않는다. 에고는 치료사의 의지를 환자에게 밀어붙이는 것이고, 치료사가 전문적인 영역 밖에서조차도 그 자신이 받을 사랑을 차단함이다.

원 동작의 마사지

앞서 말했듯이, 원 동작은 시계방향과 시계반대방향으로 이루어진다. 시계방향 원은 '저에너지' 마르마를 충전하고, 원기를 불어넣고, 결함을 없앤다. 시계반대방향 원은 마르마에 정체된 에너지를 풀어준다. 마사지할 때 쁘라나를 의식적으로 투사하는 것은 마사지 효과를 증가시키므로 매우 중요하다.

나는 마르마 포인트를 발견하고, 그 중심 위치를 찾은 다음, 빠르고 가볍게 시계방향 원을 중심에서 주변으로 그려나가는 방법을 선호한다. 그리고 그 마르마 포인트의 가장 바깥의 한계원에서 방향을 바꾸어 다시 중심 쪽으로 거꾸로 빠르고 가벼운 시계방향 원을 그리며 들어온다. 이 과정은 여러 번 되풀이 할 수 있고 세 번이면 적당하다. 모든 마르마 테라피에 나는 일반적으로 이 방법을 쓴다.

결함이 있는 마르마에 대해서는—당신은 아마 결함이 있는 마르마와 정체된 마르마의 차이를 궁금해하고 있을 것이다! 좀 설명을 할 필요가 있다. 결함이 있음은 쁘라나를 흡수하는 능력이 부족하거나 쁘라나를 잃고 있는 마르마에 해당된다. 정체된 마르마는 쁘라나를 흡수하거나 쁘라나를 내보내지도 않는, 쁘라나가 갇혀 버린 마르마를 뜻한다. 느낌으로 치자면 아래와 같다.

결함이 있는 마르마는 상실, 얕은 고통, 민감함, 위축, 차가움을 느끼고, 마르마 주위는 시원하고 감각이 없으며 근육이 부족하다.

정체된 마르마는 단단함, 깊은 고통, 깊은 압력에 민감함, 딱딱함, 굳음, 뜨겁거나 따뜻함을 느끼고 마르마 주위는 부드럽다.

핵심적으로, 결함이 있는 마르마와 정체된 마르마 둘 다 충전하고 원기를 불어넣어주어야 한다. 그러나 정체된 마르마의 경우 쁘라나를 주기 전에 "열려 있고 맑게 청소된" 경우 더 효과적이다. 그러므로 정체된 마르마에 대해서는 먼저 박력 있게 시계반대방향 원을 몇 분 동안 시행한 뒤 시계방향 원을 적용해 촉진시키는 것이 적합하다. 반대의 상황도 마찬가지이다. 결함이 있는 마르마는 몇 분 동안 시계방향 원만을 적용하는 것이 더 낫다. 모든 동작은 필요에 따라 다양한 압력으로 빠르거나 혹은 박력 있게 한다. 정체된 마르마는 결함이 있는 마르마보다 더 깊은 압력을 줄 필요가 있다. 그러나 몸의 위치에 따라 압력을 달리 고려하라. 머리에 위치한 마르마는 다리나 팔에 있는 마르마보다 같은 압력이라도 잘 받아들이지 않을 것이다. 머리의 뼈 구조가 압력이 깊이 파고드는 것을 막기 때문이다.

오일과 에센셜 오일

오일은 다른 장에서 얘기할 것이므로 여기서는 간략히 언급하기로 한다. 에센셜 오일은 매우 고농축되어 마르마 치료 중에 강한 축에 속한다. 예를 들어, 당신이 두통을 앓고 있으며 낫게 하고 싶다고 하자. 이 대증요법에서 에센셜 오일은 가장 좋은 방법이다. 고농축이라서 항상은 아니지만 종종 깊은 치유 효과가 있다. 국소적 부위나 대증요법에서 에센셜 오일은 효과적이다.

나는 에센셜 오일을 마사지 오일에 섞어 주로 사용한다. 물론 개인적인 기호이다. 이 방법은 오일의 치료 효과를 제한하기도 한다. 참고할 만한 책들이 여러 권 있다. 멜라니 색의 고전[23]과 닥터 라이트와 닥터 브라이언 밀러의 새로운 책[24]이 그것이다. 에센셜 오일 마르마 치료에 관심 있는 이들에게 치료 효과를 높일 것이므로 나는 그 방법을 추천한다.

오일은 놀라운 약의 일종이다. 덧붙이자면, 현대 서양의 선지자이자 연금술사이자 치료사인 에드가 케이시는 피마자유를 뜨거운 압으로 짜내어 다양한 병의 치료에 사용했는데 꽤 성공적이었다. 이 오일 치료는 아유르베다에서 몇 천 년을 이어져 내려오고 있다.

오일의 마르마 치료는 치료의 필요성에 따라 먼저 사용되어야 한다. 치료의 필요와 그 순서는 예를 들면 오일, 쁘라끄루띠, 도샤, 시스템(스로따), 기관이 되겠다. 특정한 가벼운 병이나 불쾌감을 치료한다면 오일 치료는 도샤 다음에 행해질 수 있다. 오일은 항상 뜨거워야 하고 최소한 따뜻해야 한다. 열로 피부의 모공을 열며 오일이 쉽게 흡수된다. 오일은 위에 말한 마사지 테크닉을 통해 적용하며, 이 테크닉을 사용하며 마르마에 오일이 깊이 침투한다. 오일은 니디의 미크미에 영양을 공급한다. 오일은 몸을 강화하는 치료이다.

결론적으로, 환자가 약하거나 매우 아프다면 오일 치료를 추천한다. 따뜻한 오일을 사용하고 마르마 포인트에 오일을 부어 마르마에 마사지하기 전 잠시 동안 앉아 있도록 한다. 마르마 마사지 이전에 환자가 긴장을 늦추고 릴랙스 하는 데 이 방법이 효과적이다. 그리고 다음으로 오일로 박력 있는 원을 그리면서 마르마 포인트를 마사지한다. 오일 마사지를 할 때도 쁘라나를 의식적으로 투사해야 한다. 쁘라나의 의식적 투사는 오일의 질을 높이고 마르마가 열려서 더 많은 오일과 치료 에너지를 받아들이도록 돕는다.

---

20) *Yoga Vasistha*, "*The Supreme Yoga*" Vols. I & II, Swami Venkatesananda trans., shivanandanagar, Uttar Pradesh, India: Divine Life Society, 1991, Vol. I, pg. 367
21) Ros, Dr. Frank, *The Lost Secrets of Ayuvedic Acupuncture*, Twin Lakes, WI: Lotus Press, 1994
22) *Astanga Hrdayam*, Vols.; I–III, trans. Mrthy, Prof. K. R. Srikantha, Varanasi, India: Krishnadas Academy, 3 rd ed. 1996 pgs. 427–8 Vol. I
23) Sachs, Melanie, *Ayurvedic Beauty Care*, Lotus Press, WI: Twin Lakes, 1994
24) Miller, Dr. Light & Dr. Bryan, *Ayurveda & Aromatherapy*, Twin Lakes, WI: Lotus Press, 1995

7 터치의 종류

"집착하지 않음, 용서, 관대함은 삿뜨바의 산물이다.
욕망, 화, 탐욕, 노력은 라자스의 산물이다. 무기력, 혼돈, 게으름은
따마스의 산물이다. 마음에서 삿뜨바가 활동할 때 우수한 가치를 획득한다.
라자스가 활동할 때는 과실을 얻고, 따마스가 활동하면 우수한 가치도 과실도
생성되지 않으며 삶이 무가치한 것에 낭비된다."

– 빤짜다시, 2장 13-16절

당신이 누군가를 터치할 때는 명백히 소통을 하고 있다. 지금까지 당신은 터치를 통해 다른 사람과 어떻게 교감해 왔는가? 당신이 다른 사람을 터치할 때 당신의 '존재'가, 쁘라나의 도움으로, 다른 이에게 들어간다. 우리가 소통하는 방법은 우리가 누구인지, 우리가 우리 자신에 대해 얼마나 많이 '작업'하고 있는지에 달려 있다. 그래서 명상과 영적 성향이 아유르베다에서 중요하다. 나는 당신이 힌두 철학이나 힌두교를 따라야 한다고 말하는 것이 아니다. 먼저 당신이 에너지와 정신에 있어 무슨 일이 일어나고 있는지 이해하고 나서야 당신이 평화롭고 사랑스러운 사람이 된다는 뜻이다. 모든 종류의 영적인 수련은 우리의

본성에 대한, 그리고 본성과 우주의 상호 관계에 대한 더 큰 자각을 가져오도록 하는 것이다. 만약 그렇지 않다면 당신이 사용하는 방법 혹은 길에 깊은 의문을 가져야 현명하다.

베다 시스템의 지식은 매우 정확하고 완전하다. 그것은 실재의 물질적이고 정신적이며 미묘하고 영적인 현현을 포함하는 시스템이다. 실재에 대해 이렇게 다양한 각도로 조망할 수 있는 시스템은 없다. 사실 베다 시스템은 힌두와는 다르고 힌두보다 좀 더 늦게 시작되었다. 베다 시스템은 자연의 우주 질서를 관찰한다. 이 맥락에서 나는 터치로 소통하는 기술을 설명하려고 한다.

한 학생이 선생님에게 물었다. "당신은 현상계가 환영이라는 것을 구체적으로 증명할 수 있습니까?" 그러자 선생님은 대답했다. "개념이라는 것은 증명될 수 없다. 그리고 그 사실은 환상이 무엇이고 현상계가 무엇인지를 말한다. 마야의 예에서도 보듯이, 환상과 현상계 즉 마야는 존재하지 않는다. 신기루 속의 존재하지 않는 강처럼. 진리는 증명되거나 경험할 수 없다. 모든 사람이 이 환상에 사로잡혀 있지만 아무도 환상이 무엇인지 알지 못한다. 영원히 더없는 행복감 속에 사는 까비르에게 배워라. 그는 마야에게 노래한다. '당신은 대단한 사기꾼, 아무도 당신을 인지하지 못하네. 하지만 나는 당신이 누군지 알지.'"

터치의 근원은 이 영원한 행복감이며, 신비주의자 까비르는 이 행복감 속에 산다. 사람들은 터치의 근원을 발견하기 위해 먼저 이 영원한 행복감을 들여다보아야 한다. 마음과 정신 작용의 근원 또한 이것이다. 개인으로서의 '나' 혹은 자아(프로이트에 국한되지 않은 폭넓은 의미에서의 에고)의 의미 뒤에는 산스크리뜨의 아함까라(Ahamkar), 즉 깊은 의미의 존재가 자리 잡고 있다.

앞서 여러 번 말했듯이 아함까라에서 개별화된 세 구나들이 일어났고 아유르베다의 주 요소가 되었다. 조화와 평화를 뜻하는 삿뜨바는 '마음'과 지각의 본질이다. 관성과 잠재력을 뜻하는 따마스는 현대 저술가들이 5원소라 부르는 다섯 가지 물질의 상태에 근원이 된다. 라자스(활동, 동요)와 삿뜨바와 따마스는 이 깊고 심오한 의미의 존재에서 일어나며, 우리는 이 존재를 단지 깊은 통찰이나 명상을 통해서만 알 수 있다. 이것은 종종 '존재성(beingness)'이라 불린다.

삿뜨바는 세 가지 기능을 한다. 오감과 몸의 다섯 운동 기관 그리고 마음을 창조해낸다. 마음은 이미 지성, 감정, 기억, 이성, 지각, 하부 의식, 기본 지식, 인지의 의식적 분야를 포함한다고 이미 묘사한 바 있다. 다섯 운동 기관은 5장에서 나디에 관해 서술하면서 말했는데, 입(말), 손(터치), 발(걷고 움직임), 생식 기관들(생명을 창조), 항문(제거)이 그것이다. 이 기관들은 듣고(귀), 느끼고(피부), 보고(눈), 맛보고(혀), 냄새 맡는(코) 오감에 응답한다. 나디를 통해 쁘라나는 이 모든 기능을 통제한다.

또 다른 미묘한 힘은 오감의 실제적인 힘이다. 오감의 힘은 잠재적이고 신비스러운 힘이다. 산스끄리뜨로 딴마뜨라들이라고 하는데 사실 딴마뜨라들은 이 오감의 힘의 근원이다. 딴마뜨라들은 오감으로 지각하는 대상과 감각 기관 간의 연결 관계를 뜻한다. 다섯 가지 물질의 상태 혹은 5원소가 잠재적이고 신비스러운 형태로 나타난 것이기도 하다. 딴마뜨라들은 이 물질을 정교한 수준에 도달하는 힘으로 변화시켰다. 나는 딴마뜨라들이 오감과 그 행동, 다섯 물질을 기능하게 한다고 믿는다. 즉 쁘라나의 기능을 한다.

딴마뜨라들은 "느낌"과 "터치"의 근원으로 우리는 종종 "터치의 감각"에 대해 말하는데 이것이 터치의 딴마뜨라들이다. 오감을 정제함으로써 우리는 터치의 감각의 감각 즉 딴마뜨라들을 느끼기 시작한다. 마사지에 있어서 딴마뜨라가 의무 사항은 아니지만 마사지에 있어서 비전이 된다. 터치의 딴마뜨라를 자각하게 되면 새로운 세상이 당신 앞에 펼쳐진다.

나는 터치의 이것을 우연히 발견했다. 나는 쁘라나를 사랑한다. 나는 쁘라나로 작업하고 매일 3-4시간을 명상하고 쁘라나 연습을 하는데 몰두하고 있었다. 게다가, 나는 매일 환자들을 2-3명 돌보았다. 이 경험은 내가 나와 내 환자의 안에 존재하는 쁘라나의 움직임을 느끼는 능력을 발달시켰다. 쁘라나의 연합인 내 마음은 고요하거나 필요할 경우에는 활기 있었다. 나는 미묘한 몸과 그 몸 안의 움직임과 정체를 내 손을 통해 쉽게 느낄 수 있었다.

그러나 이 경험으로 내가 딴마뜨라들을 터치하게 된 것은 아니다. 몇 년 후 나의 선생님 덕에 내 정신 기능이 멈추었고 아함까라 상태에 빠졌다. 그 당시 딴마뜨라들을 자각했는데, 딴마뜨라들이 드러나기 위해서는 마음이 반드시 부재해야 한다. 딴마뜨라들은 매우 정교하고 미묘하기 때문에 다른 행위가 있게 되면 딴마뜨라들을 자각할 수가 없다.

일단 쁘라나로 딴마뜨라들을 알아차리게 되자 나는 작업을 할 때도 딴마뜨라들을 감지할 수 있었다. 딴마뜨라들은 미묘한 개념이지만 마사지에 관해서는 더 미묘한 개념이다. 그것은 감각의 이전에 존재하므로, 즉 무언가를 느끼기 이전에 존재하므로 가장 미묘한 것이라고 할 수 있다. 영감의 관계는 어떨까. 딴마뜨라는 영감이 육감으로 기능하게 한다. 이 분야를 더 탐구해 보면, 당신의 작업에 더 넓은 시야가 생긴다. 여기서 참고하는 책은 아니지만 요가의 고전인 《딴마뜨라 마스터》를 읽어보면 오감과 딴마뜨라들에 대해 더 상세히 알 수 있다.

마사지에서 피부와 세포와 힘줄을 터치하는 것이 아님을 기억하라. 신성의 일부를 터치하는 것이며, 당신 내부의 신성을 터치할 수 있어야 다른 이 내부의 신성의 일부를 터치할 수 있다. 이것이 마사지의 진정한 치료의 힘이다. 신성이 부족한 마사지는 사랑과 치료의 힘 또한 부족하다.

아유르베딕 마사지 터치의 세 종류

아유르베다에는 세 가지의 터치가 있다. 이들은 각각 삿뜨바, 라자스, 따마스의 세 구나에 대응하며 다른 개인의 필요에 부응하는 치료효과를 만든다. 세 가지의 터치는 매일의 치료적인 아비양가 마사지와 오일로 하는 스네하나 마사지 둘 다에 쓰인다. 그러나 스네하나 마사지에서는 터치가 굳이 필요하지 않고 오일 그 자체로 치료 매개체가 되므로 터치는 아비양가 마사지에 더 적합하다. 그리고 터치는 환자의 상태에 따라 진행해야 한다.

세 가지 터치 방법은 사람들 각각의 쁘라끄루띠, 바끄루띠, 지배적 구나, 정신적 쁘라끄루띠에 맞게 적용한다. 이런 의미에서 아유르베다는 모든 사람들과 필요로 하는 치료에 맞는 터치 방법이 있다.

삿뜨빅 터치

삿뜨바는 조화와 유연한 상태를 뜻한다. 삿뜨빅 터치는 사랑이 담긴, 부드러운 터치이다. 삿뜨빅 터치는 민감하고 영감이 깃들어 있다. 이 터치는 환자의 삿뜨바 구나를 증가시킨다. 환자를 릴랙스시키고 조화롭게 하며, 균형을 맞추고 감정적으로 새로이 깨워준다. 마음과 느낌과 감정에 영향을 준다. 신경계와 나디, 쁘라나에 영양을 준다. 다섯 쁘라나와 몸에 대해 가장 평화롭고 조화로운 터치이다. 또한 마음에 대해 정제된 접근을 하는 터치이며 시술자의 기술이기도 하다. 감각 기관을 종결하고 나디를 고요히 하는 데 가장 좋은 터치이다.

삿뜨빅 터치는 바따 계열 사람들에게 혹은 바따 바끄루띠의 사람들에게 가장 잘 맞는다. 바따/삣따 혹은 바따/까빠와 같이 혼합 계열의 사람들에게는 삿뜨빅 터치를 해야 한다. 아니면 최소한 삿뜨빅 터치로 마사지를 시작해야 한다. 모든 사람들에게 마사지 시작 부분에서는 삿뜨빅 터치를 행해야 한다는 주장이 있는데 나도 이에 동의한다. 삿뜨빅 터치는 라자스 사람들을 고요하게 만들고 더 깊이 작업할 수 있도록 열어준다. 삿뜨빅 터치는 마르고 약한 사람들에게 적합하다.

오일은 삿뜨빅 터치에 중요하다. 오일은 삿뜨바의 특성인 부드러운 터치를 가능하게 해주는 풍부한 윤활을 제공한다. 그리고 오일이 샤따바리, 아쉬와간다, 브람미와 같이 양질의 삿뜨바를 포함하는 허브에서 추출될 수도 있다. 오일은 물질적으로 시술자의 쁘라나를 환자에게 전달하는 역할도 한다. 식물성 오일들은 주로 삿뜨빅 성질을 가져 삿뜨빅 터치에 알맞다. 바따 계열에는 많은 오일이 필요하다.

삿뜨빅 터치는 쁘라끄루띠에 관계없이 정신적, 감정적 불균형을 치료하는 데 적합하다. 최소한 삿뜨빅 터치는 환자를 열리게 하거나 열릴 가능성을 준다. 삿뜨빅 터치는 여러 면에서 좋지만 촉진하거나 정화하는 데는 어울리지 않는다. 무엇을 할지 모를 때나, 만성신경증세에 특히 좋다. 삿뜨빅 터치는 무엇보다 몸이 아닌 쁘라나의 몸을 터치하는 의미로 해석되는 편이 맞다. 예민한 사람들과 여러 상태의 환자에 걸맞지만, 띠미스, 라자스의 사람들에게 적합하지는 않다.

라자식 터치

라자스는 변화, 동작, 움직임을 뜻한다. 라자식 터치는 가벼운 삿뜨빅과 깊은 따마식 터치의 중간에 위치한다. 단단하지만 아프지는 않고 강하지만 거칠지는 않다. 움직임을 찾고, 열고, 촉진하는 터치이다. 세포의 첫 단계인 혈장, 혈액, 근육에 효과적인 기능을 한다. 울혈의 포인트를 찾고 중간의 힘으로 마사지한다. 주로 삣따 계열에 어울리며 중간 체형의 사람들에게 적합하다.

라자식 터치는 마르마 마사지에 알맞다. 마르마를 촉진하는 데는 라자식 마사지가 가장 좋다. 당신이 마르마 포인트에 많은 양의 쁘라나를 어떻게 주입하는지 알지 않는 한 삿뜨빅 터치는 마르마에는 너무 가볍다. 마르마는 나디를 활성화시키기 위해 촉진과 정화가 필요하기 때문이다. 라자식 터치에서는 소량의 오일만 사용한다. 적당히 미끄러운 정도의 마사지로 피부에도 영양을 공급한다. 시술 시에는 환자가 너무 뜨겁다고 느끼지 않을 정도로 한다. 뻿따 계열의 사람들은 이미 따뜻한 성질을 갖고 있다. 쿨링 오일은 이 증상을 완화시킬 수 있다.

라자식 터치는 단단하게 행한다. 이 터치는 꾸준한 리듬을 통해 열과 변화를 만들어낸다. 일반적으로 건강이 좋은 뻿따 쁘라끄루띠의 사람들에게 적합하고 근육통, 만성 통증, 순환계 문제, 림프절 이상, 스태미너 부족, 앉아서 주로 일하는 사람들에게 알맞다. 라자식 터치는 정체와 혈장, 림프, 혈액, 신경, 쁘라나 시스템의 순환을 돕는다.

따마식 터치

따마스는 신념체계에서 볼 때, 막히고 쌓인 상태를 말한다. 따마식 터치는 열고 자유롭게 풀어주는 것이다. 깊고 강하고 깊숙이 꿰뚫는 성질이 있다. 따마식 터치를 잘못하면 공격적이고 아플 수가 있다. 고통은 깊은 세포에 대한 작업에 그다지 필요한 요소가 아니다. 아유르베다에서 고통은 종종 환자의 부적절한 준비로 보인다. 서양에서는 많은 마사지 치료사들이 자신들이 '나무의 옹이라도 제거하듯이' 활짝 웃으면서 환자가 창문을 뚫고 나갈 정도의 고통을 준다. 이것은 그 치료사들이 무지하다는 말이다. 9장에서 더 상세히 설명할 것이다.

따마식 터치는 라자식 터치가 효과가 없는 부분에 사용된다. 종종 몸의 엄청난 긴장을 풀고 여는 터치이다. 깊은 세포에 대한 작업에서는 물리적 작용이 문제 해결의 유일한 방법이라는 생각은 무지하다. 따마스의 본질, 따마스와 연결된 깊은 세포의 단계는 정체되고 쌓여 있는 상태이다. 이런 종류의 막힘은 마음과 몸의 미묘한 기능 즉 정신 작용, 감정, 느낌, 쁘라나에 얽혀 있다. 시술자가 준비와 설명 없이 깊은 세포에 대한 작업을 환자에게 행한다면 그 시술은 실패하거나 거의 효과가 없을 수 있다.

따마스는 정신적으로 혹은 몸에 정해진 경계선이다. 따마식 터치는 이 경계를 깨뜨린다. 그러나 따마스의 본질이 움직이지 않는 것이기 때문에 먼저 라자스를 마음에 들이고 환자의 에너지 시스템을 깨워야 결과적으로 성공할 수 있다. 요가는 항상 라자스를 움직이게 하고 따마스를 변화시켜 삿뜨바에 이르게 한다. 아유르베다도 같은 이치이다. 따마식 터치는 특히 고통 없이 효과를 내기 위해서 적절한 준비가 필요하다.

따마식 터치는 오일이 없이, 혹은 극소량의 오일로 행해진다. 아니면 드라이 파우더를 쓸 수도 있다. 그 터치 방법은 거칠고 공격적이고 촉진한다. 까빠 계열에 적합하고 비만 체형 관리, 신진대사 촉진, 다뚜 아그니를 점화한다. 세포 내의 신진대사를 활성화하는데 흔히 지방을 연소시킨다는 것이 그 예이다. 체형이 크고 피부가 두꺼운 사람들에게 어울린다. 마음에 명확한 목적을 가지고 강하게 시술한다. 과도하게 하면 강한 저항과 막힘을 만들어낸다.

균형 있는 접근이 가장 좋다. 터치 방법은 환자의 쁘라끄루띠에 맞게, 다음으로 그 사람의 바끄루띠에 적응시켜서 한다. 라자식 터치는 근육 세포를 열고 촉진하는 데 좋다. 따마식과 라자식 터치는 함께 쓰이고 삿뜨빅 터치는 준비 단계와 마무리 단계에서 활용한다. 바따 계열에게는 따마식 터치는 거의 사용하지 않는다. 바따 계열의 환자를 쫓아내려면 첫 번째 민남에서 따마식 터치를 하면 된다.

실제 연습

여기 세 가지 터치 방법을 익힐 연습을 소개한다. 이 연습에서는 당신이 느끼는 것이나 미묘하게 행하는 것이 전체적이고 큰 레벨에서 행하는 것보다 더 큰 효과가 있음을 기억하기 바란다. 예를 들어, 당신은 기술이 훌륭한 치료사와 마음이 편하고 같이 이야기를 나눌 수 있는 치료사 중에 고를 수 있다. 기술이 훌륭한 사람은 전체적 수준과 물리적 기술을 잘 사용하고, 마음을 편하게 하는 치료사는 미묘한 개인적인 치료를 한다. 둘 다 조화되어 미묘하면서도 물리적인 치료를 한다면 가장 좋다. 기술들이 당신이 터치의 미묘함을 발견할 수 있게 도와준다.

주의할 점은 목으로 호흡하는 것이 아랫배로 호흡하는 것보다 더 샷뜨빅하다고 생각할 수는 없다는 것이다. 몸의 어떤 부위가 다른 부위보다 더 샷뜨빅하지는 않다. 구나들은 이런 의미보다는 더 미묘하다. 각 연습은 잠재적인 에너지를 활성화시키기 위한 것이고 호흡하는 데 다른 부위를 쓰게 된다.

연습 1

눈을 감고 마루나 의자에 앉아 릴랙스하라. 좀 더 릴랙스하기 위해 몇 번 더 호흡하라. 코로 호흡하고, 목으로 호흡하고, 폐로 긴 릴랙스된 호흡을 하라. 당신의 의식을 들이쉬는 목적지가 심장 부근이라고 두고 집중하라. 내쉴 때는 숨이 당신의 손바닥을 통해 내쉬어지도록 하라. 이것을 열 번 되풀이하고, 한 번씩 되풀이할 때마다 점점 더 릴랙스하고 호흡이 깊어진다고 생각하라.

당신이 가장 사랑하고 존경하는 사람을 생각하라. 과거 혹은 현재의 생존한 혹은 그 반대의 사람일 수 있다. 당신의 개인적인 스승, 구루, 가족일 것이다. 그들의 이미지를 호흡하는 동안 유지하라. 당신이 그 사람을 터치하고 있다고 생각하고, 당신이 심장 부근에서 내쉬는 에너지가 당신을 떠나 그들에게로 간다고 상상하라. 그것을 선물로 생각하라. 사랑을 그들에게 주고 그들이 그 사랑을 받아들인다고 상상하라. 들이쉬고 내쉬고를 흐름처럼 유지하라. 우주로부터 받아들인 사랑을 당신이 가장 사랑하는 이에게 선물로 주라. 이것이 삿뜨빅 터치이고 따뜻하고 사랑스럽고 평화롭고 조화롭고 부드럽다.

연습 2

눈을 감고 의자나 마루에 앉아 릴랙스하라. 좀 더 릴랙스하기 위해 몇 번 더 호흡하라. 아랫배로 평상시의 호흡을 하라. 공기가 코로 들어와 곧장 배로 내려간다. 배꼽을 들이쉬는 숨의 목적지로 느껴라. 숨이 양손을 통해 빠져나가게 하라. 숨은 깊거나 얕은 숨이어서는 안 된다. 단지 평상시대로 숨쉬라. 배 안으로, 배꼽 부근 안으로 숨을 들이쉬고, 손을 통해 내보내라. 열 번 반복하라.

당신이 두 멋진 방에서 연습을 하고 있다고 상상하라. 내기실과 마사지실이다. 마사지실에서 당신은 일하고 있고, 대기실에는 세 사람이 기다리고 있다. 좀 더 많은 사람들이 후에 올 것이다. 당신이 환자 고객들을 만족시키고 일을 다 처리하려면 빠르고 정확하게 작업해야 한다. 실수할 틈도 빠져나갈 공간도 없다. 이제 당신의 숨은 어떤가? 더 빨라졌는가? 그 숨을 규칙적이고 평상시처럼 유지하라. 숨이 곧장 당신의 배꼽 부근으로 들어오는 것을 느끼라. 환자와 작업과 동작의 정확성에 집중하라. 매듭이 느껴지는가? 그것에 계속 작업하라. 숨쉬기를 유지하고 당신의 숨이 그 매듭을 이동시킨다. 당신의 손과 숨이 계속해서 그 매듭을 이동시킨다…… 이것이 라자식 터치이며, 촉진하고 정확하고 활기차며 움직임이 있다.

연습 3

눈을 감고 의자나 마루에 앉아 릴랙스하라. 좀 더 릴랙스하기 위해 몇 번 더 호흡하라. 이제 코로 호흡하고 숨이 배꼽 아래 골반으로 내려가게 하라. 이 지점을 들이쉬는 숨의 목적지로 삼고, 최대한 숨을 아래로 내려보내라. 내쉴 때는 숨이 손을 통해 나가게 하라. 호흡은 편안하되 강하게 하고, 깊은 곳에서 더 이루어지게 하며, 날숨에 강한 역점을 두어라. 열 번 이것을 반복하라.

당신이 세찬 폭풍 안에 있다고 상상하라. 바람이 너무 세서 발을 딛고 서 있을 수조차 없다. 비가 너무 세차게 퍼부어서 볼 수도 없는 지경이다. 주위에는 홍수가 났고 당신은 한 손에는 어린 자식을, 다른 손에는 버팀목을 들고 있다. 당신의 숨이 당신이 땅에 서 있게 돕는다. 숨이 깊을수록 더 땅에 견고하게 서 있을 수 있다. 당신이 내쉴 때 숨이 당신의 어린아이와 버팀목을 잡아준다. 당신의 목적은 명확하다. 아이를 바람 속에 내보낸다면 바람이 그를 찢고 홍수에 익사시킬 것이다. 버팀목을 잡는 손이 느슨하다면 당신 또한 물에 휩쓸려 가버릴 것이다. 당신의 숨은 깊고 힘이 있어서 숨이 당신을 아이와 버팀목과 함께 견고하고 힘 있게 유지시켜 준다. 깊이 늘이쉬고 손으로 내쉬라. 이것이 따마식 터치이다. 힘 있고 목적이 있고 강하다.

그 터치의 터치, 감각의 감각이 딴마뜨라임을 기억하라. 당신이 민감해지면 더 깊이 그 안을 들여다보고 세 가지 터치의 근원을 발견하려고 노력하라. 그것이 터치의 딴마뜨라이다. 당신은 딴마뜨라로 터치를 통제하게 되며 환자의 마음과 가슴을 터치하게 된다.

8 오일, 허브, 파우더의 올바른 사용법

> "부모님이 드신 음식은 부모님의 피와 열매를 생성하고,
> 그 피와 열매로부터 생성된 이 몸은 음식을 먹음으로써 자란다. 탄생 이전에도
> 죽음 이후에도 존재하지 않으므로 이 몸은 참나가 아니다."
>
> —빤짜다시, 3장 3절

피부는 동화 작용을 하는 기관이다. 피부에 무엇을 바르느냐에 따라 몸의 신진대사에 맞는 영양을 공급하기도 하고 신진대사를 제한하기도 한다. 영양소는 혈장, 혈액, 몸의 근육—첫 번째, 두 번째, 세 번째 수준의 세포 조직과 라사 다뚜, 락따 다뚜, 맘사 다뚜—에 올바른 영양을 공급함으로써 피부를 건강하게 한다. 부적합한 영양소를 피부에 바르면 신진대사가 제한된다.

피부에 닿은 물질은 무엇이든 즉시 혈장을 거쳐 혈액과 근육 세포로 흡수된다. 그래서 화학 물질이나 다른 무기물이 피부에 닿으면 혈액과 혈장을 통해 몸에 전달된다. 이 물질들은 피부에만 남지 않고 신진대사의 활동에 따라 물질의 양과 적용횟수에 따라 몸 속으로 흡수된다.

무기물 혹은 무기 화합물을 오랜 기간 피부에 바를 경우 몸의 신진대사를 억제한다. 몸에서 독성물질 즉 아마를 형성한다.

아마는 아유르베다에서 소화되지 않은 물질을 뜻한다. 그럼에도 불구하고, 아마는 물리적인 물질뿐 아니라 정신적인 상태도 의미한다. 물질적 아마 즉 독소는 우리가 피부에 바르고 흡수하는 물질로부터 생성된다. 유기물을 흡수하면 영양이 공급되고 독소는 제거된다. 무기물이라면 아마가 발생하고 피부, 혈장, 혈액, 근육의 미묘한 통로가 막혀버릴 것이다. 아마의 모든 형태에서 중요한 문제는 아그니이다. 아그니는 소화의 불로 번역되는데, 몸의 모든 수준에서 아그니는 존재한다. 즉 몸의 일곱 가지 세포의 단계에서 아그니 혹은 소화의 주체가 존재하고 유기물이든 무기물이든 소화 과정을 거친다.

아그니 문제는 아유르베다와 마사지에서 매우 중요하다. 마사지 치료를 할 때 우리는 몸의 혈장과 림프 시스템인 라사 다뚜에 존재하는 아그니를 증가시킨다. 혈장은 몸의 주 성분이고 림프 시스템은 혈장에 대한 중요한 필터 역할을 하므로 이 라사 다뚜 단계의 아그니 즉 세포질의 신진대사는 장기적으로 우리의 건강에 엄청나게 중요하다.

오일을 사용하게 되면 몸의 바깥쪽 층에서 아마를 제거하고 아마 생성을 제한한다. 크림, 로션, 정제된 오일은 해로울 뿐 아니라 신진대사를 억제하고 몸의 독소를 증가시킴으로써 장기간 건강을 손상시킨다. 즉시 명백하게 나타나지는 않겠지만 오늘날 많은 사람들이 피부에 바르는 제품들이 면역체계의 문화적 약화와 연결되어 있음은 당연한 사실이다. 아마와 싸우면서 면역체계는 약화되고, 영양을 주는 오일을 사용하면 면역체계가 강화되어 아마를 물리친다. 아유르베다에서는 음식과 같이 먹을 수 있는 것만을 피부에 바르라고 말한다.

왜 오일이 몸에 그렇게 좋은가. 오일이 음식이기 때문이다. 전통 아유르베다에서는 모든 종류의 오일 제품이 버터, 기(인도산 버터지방), 식물성 지방, 동물성 지방을 치료 목적에 따라 분류하여 사용했다. 일반적으로 가장 좋은 오일은 세서미 오일(참기름)이다. 개인별 체질에 따라 체질에 맞는 오일을 선택해서 써야 한다. 그런 맥락에서 바끄루띠는 명시되어 있되 특별히 강한 불균형이 없는 상태라고 가정했을 때, 세서미 오일은 타고난 체질에 관계없이 머리 마사지나 발 마사지에 적합하다.

식물성 오일은 비타민, 미네랄, 효소, 쁘라나를 많이 포함하고 있어 이 성분들이 몸에 영양을 주고 몸을 강화한다. 그러나 이러한 좋은 성분들을 오일에서 얻기 위해서는 오일은 반드시 "차갑게 압착되어야" 한다. 즉 열매로부터 오일을 추출하는 과정에서 열이나 화학 물질을 쓰지 않아야 한다. 냉압착된 오일은 가까운 건강용품점에서 구입할 수 있다. 공장에서 대량생산된 마사지 오일은 주의해야 한다. 당신이 좋아하는 오일이 있다면 공장에 편지를 써서 그 오일이 어떻게 만들어졌는지 알아보라. 생산 과정에서 오일에 끓는점까지 열이 가해졌다면 사용해서는 안 된다. 열이 가해진 오일은 치료 효과가 현저히 떨어지거나 아예 없어진다.

오일은 피부와 근육에 영양을 주고 또 안정시키기 때문에 마사지에 유용하다. 그리고 몸에 흡수된 오일은 몸에서 공기를 주관하는 주요 기관인 폐와 결장을 윤기 있게 한다. 몇몇 오일들은 몸의 깊숙한 세포들, **뼈**, **뼈골수**, 신경 세포, 생식액(127쪽의 표 참고)에까지 영양을 공급한다. 이러한 영양적 효과 때문에 오일 마사지가 강화 치료에 포함되며 약하고 병을 앓은 후 회복기에 있는 사람들에게 매우 좋다. 오일은 몸의 연결 세포들을 윤활해주며 지방 세포가 유지되도록 돕는다. 오일은 또한 몸의 분비와 배출이 쉽도록 돕는다. 예를 들어, 변비는 결장에 윤활유 혹은 윤기가 부족해서 생기는 것인데 많은 오일들이 변비일 때 변의 배출을 돕는다.

일곱 다뚜 혹은 조직 단계표

다뚜	하위 다뚜	분비물
1 혈장, 림프	유방샘과 그 액체/월경	점액질의
2 피(적혈구)	혈관/근육 힘줄	소화 담즙
3 근육	피부	귀지, 점액질 콧물, 침
4 지방, 연결 세포	피부 아래 지방 세포	땀
5 뼈	이	손톱, 몸의 털
6 골수와 신경	머리카락	눈물
7 생식액	오자스	없음

혹시 무기물 혹은 화학물로 된 크림이나 로션을 사용한다면 당신이 물리적으로 환자에게 영양을 공급할 가능성을 모두 놓치고 있다. 당신의 마사지는 환자의 영혼에 영양을 주는 일이다. 단지 피부나 신진대사에만 영향을 미치는 것이 아니다. 크림이나 로션은 가장 중요한 요소인 생명력 즉 쁘라나가 결여되어 있다. 공장에서 제품을 만들 때 죽어버린 쁘라나는 절대로 다시 되돌릴 수 없다. 요즘은 이런 점을 의식하고 제품을 만드는 공장도 있지만 100% 자연적인 제품을 사려면 주

의를 많이 기울여야 한다. "자연적인"이라는 단어는 너무나도 중요하기 때문이다. 끓임도 자연적인 과정이다. (하지만 끓임은 100% 자연제품에는 용납되지 않는다.)

알맞은 오일이 매일 온몸에 사용된다면 몸의 여러 단계에 영양을 주는 데 더 이상 효과적일 수 없다. 쁘라나를 채우거나 만뜨라로 힘을 부여하거나 얀뜨라들에 오일을 놓거나 허브를 더하는 방법들로 오일의 약효는 더 커진다. 위의 방법들 중 두 가지 이상을 함께 행한다면 더 효과적이다.

허브를 더하면 오일에 존재하는 쁘라나의 양이 증가할 뿐 아니라 쁘라나를 구체적인 치료에 쓸 수 있다. 이 치료는 베이스 오일과 허브에 따라 달라진다. 아유르베다에서는 각각의 쁘라끄루띠와 증세에 따라 전통적인 치료 방법들이 여러 가지 있다. 또한 많은 의사들이 인도의 다른 공장들에서 하듯이 자신만의 스페셜 오일들을 만들어낸다.

아유르베다 마사지에서 오일은 두 가지 용도에 따라 사용한다. 먼저 윤활유, 세 가지 도샤를 평화롭게 하는 치료 수단으로. 둘째, 스네하나 혹은 오일 마사지의 일부로. 첫 번째 용도는 매일의 상태 유지 혹은 아비양가 마사지에 속한다. 서양의 마사지 치료사들은 모두 아비양가 마사지를 한다. 두 번째의 스네하나는 외부적 마사지와 내부적 오일 흡수 마사지를 함께 행한다. 앞서 말했던 빤짜 까르마 치료의 외부에서 사용될 수 있다.

남인도에 사는 물리치료사의 예를 들어보자. 내가 개인적으로 알고 지내는 30대 초반의 여성이 있는데 그녀는 가벼운 척추 측만증과 허리 통증을 겪고 있었다. 그녀는 이 남인도 물리치료사에게 다니며 그가시키는 대로 일주일 동안 하루에 두 번씩 반 컵의 오일을 마셨다. 다음으로 물리치료사는 깊은 세포층 마사지를 하고, 엄청난 오일을 발라서 물리적으로 뼈의 위치를 다시 잡아주었다. 밤에 그녀는 딱딱한 판 위에서 지정된 자세로 잠을 잤다. 이렇게 2주간 지내고 나니 그녀는 그녀가 매일 잠들었던 판자만큼이나 꼿꼿한 자세를 갖게 되었다. 물리치료사는 그녀에게 석 달간 쉬고 다시 방문하라고 말했고, 석 달 뒤 방문했을 때는 특정한 요가 동작을 하고 잘 때 특정한 방법으로 잠을 자게 했다. 그 결과, 현대 의학에서는 수술을 하지 않으면 불가능하다고 여겨지는 질환과 증상이 치료되었다. 그녀는 더 이상 아픔을 느끼지 않고 자세도 좋아졌다.

이런 일이 한두 번이 아니다. 그러나 이 남인도 물리치료사처럼 좋은 시술자를 만나기는 어렵다. 이런 좋은 치료사들이 전화번호부에 나와 있지는 않으니 말이다. 집중해야 할 점은 인도가 아니라 아유르베다에서 마사지 시 오일의 사용이 그만큼 중요하다는 것이다. 대부분의 의사들이 세포 수준 즉 다뚜를 위해 오일을 하루 정도 마실 필요가 있다고 말한다. 예를 들어, 일주일간 오일을 마시면 몸의 일곱 개 세포 단계에 오일이 흡수되는 것이다. 물론 이는 특이하거나 만성적인 경우가 아니라 정상적인 사람일 경우이다. 오일을 마시면 깊숙이 자리한 연결 세포들을 윤활하고 깊은 세포층 마사지가 더 효과적으로 고통 없이 이루어진다.

아유르베다의 목적은 몸과 마음에 평화를 가져다주는 것이다. 평화가 있으면 그 사람은 삶에 주의를 기울일 수 있고 영적인 삶을 추구할 수 있다. 이것은 전통이다. 영적인 삶이 환자와 당신의 목표가 아닐지라도 둘 다 평화로워져야 한다. 이런 맥락에서 몸이 적절히 준비되지 않는다면 깊은 세포층 마사지가 제대로 이루어지기 어렵다. 스네하나는 물리적인 준비를 하는 시스템이다. 9장에서 작업을 더욱 성공적으로, 혁신적으로 돕는 정신적 준비에 대해 살펴본다.

체질에 따른 사용법

특성에 따른 에너지를 기억하고 있으면 지금부터 할 내용을 이해하기가 쉽다. 아유르베다의 기초를 다루는 책에서 흔히 보이는 내용이다. 각 도샤에 대해 당신의 기억을 되살리고 오일, 허브, 에센셜 오일과 각 특질의 상관 관계를 알아보려고 한다.

바따 쁘라끄루띠

바따 도샤는 차고, 건조하고, 빠르고, 불규칙적이고, 변덕스럽고, 움직이고, 가볍고, 거칠고, 산만하다.

바따에 좋은 오일　세서미, 아몬드, 피마자, 겨자
바따에 좋은 허브　생강, 계피, 감초, 아쉬와간다, 창포, 자따만시, 다샤물라('열 개의 뿌리'), 쥐오줌풀
바따에 좋은 에센셜 오일　샌달우드, 머스크, 몰약, 윈터그린

바따에 좋은 오일, 허브, 에센셜 오일들이 모두 반대의 성질을 지니고 있다는 점에 주목하라. 바따는 차가우므로 오일은 따뜻한 성질–이와 관련해 다음 섹션의 오일이 가진 에너지에 대한 아유르베다식 설명을 참고–로 바따를 평화롭게 해준다. 모든 오일은 일반적으로 바따와 반대의 성질을 가진다. 그러므로 개인이 가진 특질에 상관없이 오늘날의 사회에서 우리 모두가 갖게 되는 바따의 불균형을 조화롭게 하는 데는 오일이 주요한 치료 수단이 된다.

세서미 오일은 비타민과 미네랄의 보고(寶庫)이다. 또한 참깨(세서미 씨드)는 뇌에 매우 이로운 효소를 포함한다. 아유르베다에서 세서미 오일만큼 영양이 풍부한 오일은 없다. 각 오일이 그만의 치료 성분을 갖고 있는데 세서미 오일은 몸과 마음에 영양을 주는 데 최고다. 세서미 오일의 샷뜨바적인 성질이 정신 작용과 신경 기능을 돕는다.

아몬드 오일은 항산화 작용을 하고 피부에 쉽게 흡수된다. 세서미 오일이 너무 무겁게 느껴진다면 아몬드 오일을 사용하라. 아몬드 오일은 오일 마사지에 익숙치 않은 사람들에게 좋고 영양가도 높다. 아몬드와 세서미 오일 둘 다 세포를 재생하고 치료 효과를 더욱 강화시킨다. 아몬드와 세서미 오일은 독성을 중화해주고 심하게 정체된 사람에게 좋다.

피마자유는 용도가 다양하다. 미네랄을 많이 함유하고 세포를 만들어내어 몸을 튼튼하게 한다. 서양에서는 이를 배변 혹은 배출을 돕기 위해 먹기도 했다. 20세기 초에 에드가 케이시는 피마자유를 사용해 많은 이들을 질병에서 끌어냈다. 그는 몰랐지만 그의 방법은 아유르베다와 일맥상통한다. 모공을 열로 열고 신진대사를 활성화하며 오일이 장내 독소를 제거하도록 도왔다. 피마자유는 첫 번째 세포 단계에서 아마를 제거하는 데 효과가 높은 따뜻한 오일이다. 여성의 출산(재생산) 시스템에 좋고 월경통에 좋다. 골반 등의 부위에 매일 여러 번 바르면 통증을 줄여준다.

겨자 오일은 가볍고 열감이 있다. 무거운 바따 타입이나 높은 바따 성질을 가진 복합적 타입에 적합하다. 특히 까빠 타입에 좋은 오일이지만, 몸에서 바따의 억제로 인해 생길 수 있는 무거움을 없애준다. 억제된 바따는 높은 까빠 성질과 같다. 다섯 가지 바유가 몸에서 잘 움직이지 않으면 몸이 무겁고 나른해진다. 마음에는 따마스가 증가한다. 겨자 오일로 활기찬 마사지를 해주면 바따를 활성화하고 나디를 정화하며 순환계를 맑게 한다. 일반적으로, 바따 계열은 뜨거운 오일로 마사지한다. 어느 때라도 차가운 오일은 적합하지 않고 겨울에는 뜨거운 오일을 써야만 하고 여름에는 따뜻한 오일을 사용해도 된다.

허브 사용에 대해서는 닥터 프롤리와 닥터 라드의 《허브의 요가》[25]를 먼저 말할 필요가 있다. 아유르베다식 허브와 그 에너지에 대해 이 책의 내용이 가장 낫다. 허브와 오일을 섞으면 오일의 성질이 허브에 옮겨진다. 그러니 오일 하나만 쓰기보다는 다양한 스펙트럼의 치료를 하는 것이 좋다.

아쉬와간다 허브를 예로 들어보자. 아쉬와간다는 낮은 바따를 치료하는 데 중요한 허브이다. 세계에서 가장 재생에 뛰어난 허브 중 하나이며, 삿뜨바적인 성질이 있어 몸과 마음을 재생한다. 영양이 풍부한 세서미 오일과 섞으면 아쉬와간다의 이러한 영향이 더욱 증가한다. 배변과 관련해서는 피마자유와 아쉬와간다를 섞고 그것에 생강과 계피를 좀 더하면 세포의 독소를 배출하는 기능이 강력해진다. 약한 바따 계열 사람들에게 아주 좋다.

치료 작업에서 오일을 만들고 섞는 일은 일종의 예술이다. 허브 사용에 잘 훈련이 되어 있어야 하고 오일과 허브가 가진 아유르베딕 에너지를 잘 이해하고 있어야 한다. 허브에 대한 정보는 오일의 에너지에 대한 정보에 이미 나와 있다. 아유르베다 시스템에 따라 자신만의 오일을 만들고 공부해보기 바란다.

에센셜 오일은 후각을 풍부하게 하고 감각 기관에 즐거움을 가져다 준다. 마르마 치료에서도 언급했듯이 향료 자체만으로도 마사지 오일에 섞으면 중요한 역할을 하는 것이 에센셜 오일이다. 그리고 매우 고농축이므로 치료에도 중요하다. 몸에 직접 쓸 때는 한 방울이나 두 방울 정도 적은 양만을 써야 한다. 혹은 베이스 오일 100ml(3.5온스)에 20방울을 섞어 사용한다. 나디에 강력하게 작용하여 쁘라나를 증가시키므로 주의 깊게 사용하여야 한다. 특히 윈터그린이나 유칼립투스와 같이 강한 오일들은 특히 주의해야 한다.

삣따 쁘라끄루띠

삣따 도샤는 뜨겁고, 기름기가 있으며, 움직이고, 수분이 많고, 날카롭고, 좋지 않은 냄새가 나고, 통찰력이 있고, 가볍다.

삣따에 좋은 오일 올리브, 코코넛, 해바라기, 기(인도산 버터기름)

삣따에 좋은 허브 고수, 감초, 터메릭, 고투콜라, 자따만시, 샤따바리
삣따에 좋은 에센셜 오일 샌달우드, 로즈, 라벤더, 재스민

다시 한 번 삣따에 좋은 오일, 허브와 에센셜 오일들은 차게 하는 성질을 지니고 있다는 것을 주목하라. 삣따는 기름진 성질이므로 바따에 비해 외부에 바르는 오일이 적어야 하고, 오일의 질감도 바따보다는 가벼운 것을 써야 한다. 서양 사람들에게는 양질의 올리브 오일을 구하기가 가장 쉬울 것이다. 사용하는 올리브 오일이 몸에 잘 흡수되지 않는다면 불순물이 첨가되었을 수도 있으니 다른 브랜드의 올리브 오일을 써보라. 올리브 오일은 또한 영양분이 많고, 무거운 오일보다는 진정 작용이 있으니 낮 동안 사용하는 것이 좋다.

오일은 겨울에는 따뜻하게 여름에는 시원하게 해서 삣따 타입에 사용한다. 찬 오일을 쓸 때는 환자의 아마를 급격히 증가시킬 수도 있으니 환자의 바끄루띠를 주의 깊게 살피고 적용하라. 환자가 시원한 오일을 소화해낼 수 있는지 그 오일을 몸에 뿌리기 전에 확인하라. 그 방법은 혀를 아마가 덮고 있는지-백태라든지-확인하고 혀 전체가 보기 좋은 붉은색-아그니를 나타내는-인지 살펴보라.

코코넛은 고전적으로 삣따를 위한 오일로 분류된다. 그러나 코코넛 오일을 합당한 가격에 구하는 일은 쉽지가 않다. 코코넛 오일에는 좋은 성분이 많으며 피부에도 좋다. 콜레스테롤 함유량이 높아 많은 환자들에게 적합하지 않을 것이다. 해바라기 오일은 영양가가 높고 무겁지 않아 어디에도 쓰기 좋은 오일이다. 세 바끄루띠에 모두 고르게 좋은 영향을 주며 특히 피부와 림프 시스템에 영양을 준다.

기는 오일은 아니지만 분리된 버터이다. 버터의 고체 성분이 액체 성분과 분리될 때까지 가열해서 얻어진 버터이다. 고체 성분은 제거되고 노란 액체 부분만 남겨 다시 굳힌 것이 기이다. 기는 요리에도 쓰이고 삣따 계열을 위한 마사지에도 쓰인다. 기는 아유르베다에서 재생 역할을 하는 데 중요한 오일이다. 삣따를 악화시키지 않으면서도 세포의 모든 단계에서 아그니를 증가시킨다. 모든 세포 단계에 영양을 주고 오자스를 증가시킨다. 기는 독성이 많은 이들이나 까빠 계열에는 너무 무거울 수 있다. 독소가 많은 환자에게는 생강과 매자(Berberis vulgaris) 그리고 터메릭을 기와 섞어 쓰면 독소 제거에 효과가 있다. 기는 고유의 냄새와 피부에 일정 기간 남아 있는 특성 때문에 까빠 환자들 중에서도 많은 이들이 기가 알맞지 않다고 생각한다. 과하게 적용했을 때는 드라이 파우더를 뿌려준다.

한 번 더 말하지만 이 책은 허브 각각에 대해 정보를 제공하지는 않는다. 이 책의 한계 밖이니 앞서 말한 닥터 프롤리와 라드의 책을 읽어 보길 바란다. 이들은 서양에서 이름난 아유르베다 지도자들이며 때때로 허브 사용에 대한 강좌를 연다. 아유르베다를 완전히 이해하고 싶다면 그들로부터 배우라. 삣따를 완화하는 찬 성질의 허브는 위에 제시했다. 고투콜라(brahmi)는 삣따에 매우 좋은 허브이다. 매우 삿뜨빅할 뿐 아니라 삣따를 평화롭게 하며 뇌와 신경 세포에 영양을 준다. 삣따 허브들 중에 내가 오일에 섞어 쓰기 가장 좋아하는 허브이다.

삣따에 좋은 에센셜 오일은 본질적으로 시원한 성질을 띠어야 하고 베이스 오일에 섞어서 써야만 한다. 에센셜 오일을 쓰면 오일의 효과도 더 커지고 환자에게 즐거움을 준다. 향은 매우 중요하다. 특히 비판적인 마음을 가진 삣따 계열에게는 더욱 그렇다. 냄새가 고약하면 그 치료 효과도 반감된다.

까빠 쁘라끄루띠

까빠 도샤는 차고 수분이 많고, 느리고, 안정적이고, 둔하고, 무겁고, 빽빽하고, 점액질이고, 기름기가 있고, 부드럽다.

까빠에 좋은 오일 겨자, 해바라기, 옥수수, 세서미
까빠에 좋은 허브 계피, 생강, 노간주나무, 창포, 다샤물라, 발라
까빠에 좋은 에센셜 오일 머스크, 삼나무, 몰약, 유칼립투스

까빠는 차고 어느 정도 정체되어 있으므로 위의 오일, 허브와 에센셜 오일은 반대의 성향을 지녔다. 까빠는 따뜻한 촉진 기능으로 신진대사를 원래대로 돌려놓는 오일과 허브를 사용해야 한다. 까빠의 문제점은 신진대사 기능이 낮다는 것이다. 뜨거운 오일과 문지르는 파우더는 까빠의 성향을 교정하는 데 매우 유용하다.

바따에서도 말했듯이, 겨자 오일은 가볍고 열감이 있어 까빠에 적합하다. 해바라기 오일은 삣따에 어울리고 세서미 오일은 독성이 없을 때 좋다. 옥수수 오일은 콜레스테롤이 낮을 때나 다른 오일이 효과가 없을 때 까빠 계열에 사용한다. 까빠는 유분이 많은 피부를 타고났으므로 아비양가 마사지에서는 극소량의 오일만을 사용한다. 겨울에는

뜨겁게, 여름에는 따뜻하게 사용하고 절대 차가운 오일은 사용하지 않도록 한다.

허브는 촉진하고 데워주는 역할로 까빠 계열에 좋다. 허브가 섞인 오일도 좋지만 까빠에는 허브를 주로 파우더 형태로 쓴다. 창포 오일은 촉진하고 영양을 주면서도 샷뜨바적인 성질이 있어 까빠 계열에는 그만이다. 고농축된 에센셜 오일은 까빠 계열에 활기찬 두드림으로 적용하면 순환과 림프계에 도움을 준다.

오일의 아유르베딕 에너지

아몬드 오일 (학명: Prunus amygdalus)
맛   달고 약간 쓴 맛
농도   무거움
성질   뜨거움
장기간   달다
작용   신장과 폐에 좋음, 피부와 근육 세포에 영양 공급, 근육의 긴장과 통증을 완화
용도   완화제, 거담약, 강장제
치료 효과   바따를 낮추고 삣따와 까빠를 증가시킴

피마자유 (학명: Ricinus communis)
맛   톡 쏘고 달고 증발성의 맛.

농도	무거움
성질	뜨거움
장기간	톡 쏜다
작용	소화 촉진, 굳어진 근육을 풀어줌, 아마 감소
용도	완화제, 진통제, 신경안정제, 최음제, 항경련제, 관절염 치료제, 피부 질환 치료제, 아마 제거, 목의 붓기 치료, 따뜻하거나 뜨겁게 오일 팩하면 부종, 통증, 월경통 치료
치료 효과	바따를 낮추고 삣따 증가

코코넛 오일 (학명: Cpcus nucifera)

맛	달다
농도	무거움
성질	차가움
장기간	달다
작용	폐와 피부에 영양 공급
용도	냉각제, 윤활유, 강장제, 염증, 건선, 습진, 화상, 항경련제
치료 효과	삣따와 바따를 낮추고 까빠와 콜레스테롤 증가

옥수수 오일 (학명: Zea mays)

맛	달다
농도	무겁고 건조
성질	차가움

장기간	톡 쏜다
작용	방광계, 피부
용도	이뇨제, 완화제, 체질 개선제, 피부에 영양 공급, 콜레스테롤 부족
치료 효과	삣따 낮추고 까빠에는 중립적, 바따 증가

기 (버터크림 또는 Ghrta)

맛	달다
농도	무거움
성질	차가움
장기간	달다
작용	강장제, 재생, 항경련제, 소화 촉진, 간, 신장, 뇌 기능 강화
용도	강장제, 재생, 일곱 다뚜 모두 영양 공급, 오자스를 만들고 목소리와 시력 강화, 아그니 증가
치료 효과	바따와 삣따 낮춤, 까빠 약간 증가

겨자 오일 (학명: Brassica alba)

맛	톡 쏘다
농도	가벼움
성질	뜨거움
장기간	톡 쏘다
작용	촉진제, 몸의 정체와 무거움을 풀어줌
용도	촉진제, 완화제, 거담제, 구풍제, 항균제, 기생충 제거제

치료 효과   까빠와 바따 낮추고 삣따와 혈액의 독성 증가

올리브 오일 (학명: Olea europaea)

맛   달다
농도   가벼움
성질   중성적
장기간   달다
작용   피부와 머리카락에 영양 공급
용도   간과 담즙을 정화하고 강화, 하제, 피부에 영양
치료 효과   바따와 삣따 낮춤, 까빠 증가

세서미 오일 (학명: Sesamun indicum)

맛   달다
농도   무거움
성질   따뜻함
장기간   달다
작용   귀, 머리, 머리카락, 눈, 이, 뼈, 출산 시스템에 영양 공급, 소화 촉진, 강장제
용도   영양 풍부한 강장제, 완화제, 재생, 머리카락과 뼈의 성장
치료 효과   바따 낮추고 여름에는 삣따를 악화시킴. 삣따가 높거나 아마가 높을 때는 쓰지 말 것

해바라기 오일 (학명: Helianthus annuus)

맛	달다
농도	무거움
성질	차가움
장기간	달다
작용	폐와 림프 시스템 강화
용도	완화제, 폐 기능 개선, 화상 치료, 피부 가려움과 쓰라림
치료 효과	균형을 바로잡음, 뼛따와 염증에 매우 좋음

마사지에서 허브 파우더의 사용

파우더에 대해 한마디만 하자면, 아유르베다의 파우더는 말 그대로 파우더이다. 덩어리지지 않은 매우 고운 입자의 균일한 파우더라야 의학적 가치가 있다. 어떤 허브나 식물 뿌리는 당신이 스스로 갈고 고운 입자의 파우더를 만들기는 매우 힘들 것이다. 할 수는 있겠지만 그것이 커피 그라인더 사용과는 좀 더 다른 일임을 생각하라. 처음부터 끝까지 같은 양질의 파우더로 갈려야 하며, 많은 가게들에서 이러한 허브를 당신을 위해 팔고 있다. 책 뒤편의 참고 리스트에 보면 미국에서는 손쉽게 이것들을 구할 수 있다.

파우더 허브는 마사지에 거칠고 부스러지는 성질을 준다. 아유르베다에는 구나(세 가지 구나 삿뜨바, 라자스, 따마스와는 다른), 즉 성질들의 전체 체계가 있다. 이 체계에는 열 가지의 대립항이 있는데 파우더(그리고 관련된 오일) 사용법을 이해하기 위해서는 이 체계를 이해해야 한다.

무거운–가벼운
느린–빠른(둔한–날카로운)
차가운–뜨거운
기름진–건조한
끈적끈적한–거칠거칠한
빽빽한–유동적인
부드러운–단단한
정적인–동적인
미묘한–거친
흐린–맑은

끈적끈적함의 상대가 거칠거칠함이라는 것을 주목하라. 까빠와 뻿따는 수분을 머금고 있기 때문에 때로 기름지고 끈적끈적하다. 끈적끈적함이 지배적인 사람에게는 파우더를 쓴다. 또한 기름짐의 반대는 건조함이다. 피부에 기름기가 많으면 파우더를 쓰는 것이 좋다. 파우더의 원료가 가볍다면 몸이 무겁다고 느껴질 때 이 파우더를 처방한다. 에너지에 미묘함이 있는 허브는 정신적 무기력이나 물리적으로 정체된 삶–예로 카우치 포테이토: 하루 종일 소파에 누워 TV만 보는 사람–처럼 몸과 마음에 거대한 저항이 있는 경우 그 저항을 없애준다.

파우더는 까빠에 주로 쓰이고, 다음으로 뻿따에 많이 쓰인다. 바따에는 거의 쓰이지 않는다. 바따는 마사지가 주는 오일 성분을 제거해야 할 때 쓰일 수도 있다. 창포, 자타만시, 쥐오줌풀은 신경이 과도하게 예민하거나 동요할 때 쓰이고, 생강, 계피는 신진대사 촉진에, 아쉬와간다, 감초, 다샤물라는 몸에 영양을 공급할 때 쓰인다.

뻿따는 오일과 파우더를 섞어 쓰면 좋다. 뻿따 사람들은 피부의 가려움증과 염증에 취약하다. 그래서 파우더와 오일은 이 부분을 고려해서 사용한다. 코코넛, 해바라기 오일은 피부 질환에 좋고 고수와 터메릭, 혹은 고수, 터메릭은 각각 오일과 섞어서 써야 한다. 터메릭은 모든 타입의 피부 질환에 좋은 치료제이고 도샤들의 균형을 잡아주어 모든 계열에 쓰인다. 피부 질환에는 먼저 차고 쓴 허브를 먹여 혈액, 간, 비장을 맑게 하라. 혈액, 간 비장은 피부에 영향을 주는 기관들이다. 피부가 너무 가렵다면 이 기관들과 하부 뻿따인 비라자카의 문제이다. 외부적 마사지를 하기 전에 내부적으로 쓸 수 있는 약이 있는지 먼저 알아보라. 터메릭은 내부 외부적으로 동시에 쓸 수 있지만 전문적인 치료가 먼저이다. 《아유르베다의 치료》[26]를 참고하라.

파우더 치료로 가장 효과를 보는 사람들은 까빠 계열이다. 거칠고, 단단하고, 건조하고, 가벼운 파우더의 성질은 까빠의 대립항이다. 그러나 파우더를 효과적으로 깊은 세포층에 사용하려면 먼저 까빠를 집으로 돌려보내 평화롭게 해야 한다. 파우더는 아비양가에서는 주요한 역할을 하고 스네하나에서는 부차적인 역할을 한다.

까빠에 좋은 허브 파우더는 모두 촉진하고 열을 낸다. 가볍게 적당한 오일을 마사지한 후 적당량의 파우더를 뿌린다. 여기서 중요한 것은 파우더가 모공 속으로 들어가도록 깊고 세고 활기찬 두드림과 움직임을 주는 것이다. 까빠에 필요한 것은 신진대사 촉진과 센 압력이다.

문화적으로 인도에는 까빠가 많다. 그래서 종종 아유르베딕 마사지가 깊고 활기차고 강한 마사지로 인식된다. 대부분의 인도인들은 계열에 상관없이 이런 까빠에 맞는 마사지를 일반적으로 행한다.

몇 가지 유명한 아유르베딕 오일들

여기에 요리 레시피와 같은 아유르베다 오일이 있다. 이 중에는 서른 가지 다른 재료가 들어간 오일도 종종 있지만 서양에는 이런 재료들을 구할 수가 없기 때문에 언급하지 않았다.

브린가라자 오일 브린가라지와 세서미
삣따, 대머리, 머리카락의 빠른 노화에 좋고, 마음에 유익하다.
브람미 오일 브람미(고투 콜라)와 코코넛(때로는 세서미도 사용)
삣따와 바따에 좋고, 마음과 감각에 유익하고, 신경을 안정시키며, 기억력을 증진하고, 두통과 불면증을 완화한다.
창포 오일 창포와 세서미
바따, 신경 긴장, 불안, 정신 불균형에 좋다.
짠단(샌달우드) 오일 샌달우드와 세서미
삣따, 염증 완화, 타는 듯한 두통, 열에 좋다.
마하나라얀 오일 샤따바리, 빌바, 아쉬와간다, 발라, 피마자, 브리하띠, 세서미
근육통, 관절염, 류머티즘, 중풍에 좋다.

뜨리빨라 기 뜨리빨라(아말라끼, 비비따끼, 하리따끼의 세 가지 과일)와 기 오일은 아니지만 세 가지 성질을 모두 균형 잡고, 눈, 머리에 좋다. 아마를 정화하여 아그니를 증가시키며, 삣따에 외부적으로 쓰면 가장 좋음.

허브 마사지 오일 만들기의 실제

오일을 만들기는 어렵진 않지만 시간이 많이 소비된다. 집에서 가장 쉽게 오일을 만드는 방법을 소개한다. 한두 번 만들어보면 좋은 오일이 왜 그 정도 가치를 지니는지 알게 될 것이다.

당신이 원하는 방법을 고르고 양질의 오일과 허브를 사라. 싸구려 에센셜 오일은 불순물이 섞여 있을 수 있으므로 사지 마라. 비싼 것은 장기간 사용이 가능하므로 값어치가 있다. 재료를 모두 갖추었다면 시작하라.

먼저, 물에 사용하기를 원하는 허브를 달여라. 예를 들어 3 샤타바리, 3 아쉬와간다, 1 창포, 1 감초, 1 생강이라면 이 모두를 따뜻한 물에 넣어라. 비율은 허브 0.5온스(약 14g)에 물 한 컵이다. 즉 허브가 2온스라면 물은 네 컵이 필요하다. 이 허브 모둠을 한 시간가량 끓이고 다시 한 시간 동안 놓아둔다. 허브를 건져내고 달인 물을 같은 양의 오일과 함께 다른 팬에 부어라.

팬을 덮지는 마라. 오일과 허브 달인 물을 혼합한 이 재료를 낮은 불에서 2시간-양이 많다면 8-9시간 정도-요리하는데 절대 끓여서는 안 된다. 물이 졸아들어 오일만 남을 때까지 이 방식으로 요리하라. 물을 한 방울 떨어뜨려서 물이 기름 위에서처럼 퍼지면 끝난 것이다. 혹은 오일이 물 위로 떠오르도록 휘저어 확인하는 방법도 있다. 물이 모두 증발했음을 확인한 후에는 재료를 식히라. 식힐 때는 반드시 색깔이 입혀진 병에 담아 식혀야 한다. 각 병의 오일에 25방울의 에센셜 오일을 더해 향과 기능을 강화시킨다. 에센셜 오일은 100ml 혹은 3.5온스에 30방울을 넘어서는 안 된다. 오일이 타지 않도록 만들면서 주의하라. 오일은 타기 쉽고 쏟거나 불에 가까이 하지 않는 정성이 필요하다. 행운을!

---

25) Frawley, Dr. David, & Lad, Dr. Vasant, *The Yoga of Herbs*, Twin Lakes, WI: Lotus Press, 1986
26) Frawley, Dr. David, *Ayurvedic Healing: A Comprehensive Guide*, Salt Lake City, UT: Passage Press, 1989

9 세 가지 마사지 기법

"참나는 알 수 있는 모든 것을 알고 있다.
아무도 그것을 알지 못한다. 그것은 의식이나 지식 그 자체이며, 알려진 것,
알려지지 않은 것, 알 수 있는 것, 알 수 없는 것과는 구별된다."

−뻰짜다시, 3장 18절

여러 해 전에 내 선생님께서는 인도 북서부에 친구 및 학생들과 머물러 계셨다. 친구들과 학생들은 선생님에게 그들이 알고 있는 한 요기를 만나러 갈 것을 매우 원했고, 때로는 선생님에게 그 요기에 대해 확신시키려고 노력했다. 며칠 후 선생님은 그들이 바라는 대로 하겠다고 하셨고, 그 다음날 사람들은 그 요기의 아쉬람까지 세 시간 동안 운전을 해서 갔다.

이 요기는 사람의 마음을 읽고, 질문을 하지 않아도 사람들이 마음에 가진 질문에 답을 해준다고 해서 특별한 존재였다. 말할 것도 없이 여기에 매료된 많은 이들이 모였고, 그 요기는 공개석상에서 이들을 만났다. 그는 질문에 대답도 하고 사람들에게 축복을 내려주었다. 요기가 축복을 하면 적은 혹은 많은 돈을 내는 것이 관습이었다. 그리고

이 과정에서 모든 사람들은 행복해 보였다.

다섯 사람은 그곳에 도착했고, 나의 선생님 슈리 푼자지의 친구들은 그 요기가 선생님을 축복해 줄 것이라는 생각에 행복해했다. 모두 그들의 질문을 종이에 적고 그 종이를 접어 자신의 주머니 안쪽에 넣었다. 슈리 푼자지는 그의 차례가 올 때까지 마루에 앉아서 많은 이들과 얘기를 나누었다. 그리고 요기는 앉아서 그들의 질문을 모두 읽고 대답해 주었다. 그리고 슈리 푼자지의 차례가 되었다. 요기는 그를 잠시 동안 쳐다보더니 말없이 다음 차례의 사람에게로 갔다.

내 선생님의 친구들은 적잖이 실망했다. 그들은 그 행사 내내 시무룩해 있었고 결국 일어나서 그 자리를 나오고야 말았다. 그러자 요기의 아랫사람이 푼자지에게 와서 그를 개인적으로 뵙기를 청하였다. 친구들은 다시 행복해졌고 매우 궁금해했다. 요기는 개인적으로 만나는 적이 거의 없는 사람이었다.

푼자지가 요기의 방으로 가서 앉았다. 요기는 그의 발을 만지며 말했다. "당신이 가진 힘을 제게 가르쳐 주십시오." 푼자지는 말했다. "무슨 힘을 말하는 것인가요? 저에게는 힘이 없습니다."

요기는 다음과 같이 대답했다. "저는 사람들의 마음과 그들 주머니 속의 질문을 읽는 능력이 있습니다. 이 물리적인 힘, 싯디를 15년 걸려 배웠지요. 당신을 보았을 때 당신의 마음에는 아무것도 없었습니다. 생각의 움직임도 없었지요. 당신은 침묵의 힘을 갖고 계십니다. 나의 스승은 자신이 침묵의 힘을 갖고 있지 않았기 때문에 나에게 이것을 가르쳐 줄 수가 없었습니다. 이 힘을 가지고 있는 사람은 내가 만난 당신이 처음입니다. 제발 가르쳐 주십시오."

푼자지는 그에게 침묵의 힘을 배우고 싶다면 그의 아쉬람을 버리고 푼자지와 함께 여행을 해야 한다고 말했다. 당시 푼자지는 계속 여행 중이었다. 그는 한 곳에 오래 머무는 적이 없었다. 그 요기는 자신의 아쉬람과 가지고 있는 것들을 버릴 수 없었으므로 침묵의 힘을 배울 수 없었다. 내 선생님은 행복해하는 친구들과 나섰다. 침묵보다 강한 힘은 없다.

그래서 모든 기술의 기초는 침묵이다. 마음의 고요는 성공적인 마사지를 위한 기본 요소이다. 고요는 당신이 무제한으로 기술을 흘려보낼 수 있게 만든다. 이는 당신의 환자에게도 깊은 존재감을 준다. 이 상태에서는 노력하지 않고도 쁘라나가 환자에게로 흘러들어간다. 혹자는 이것을 사랑이라고 하고, 혹자는 이것을 신성이라고 부른다. 그 이름이야 어찌되었든 이 축복은 침묵이 있을 때만 가능하다. 생각과 사랑은 동시에 존재할 수 없다.

마사지를 위한 준비

가장 중요한 기술은 환자를 마사지 전에 준비시키는 과정이다. 종종 이 과정을 간과하지만 치료에 있어 기초가 된다. 적절히 준비되지 않은 환자는 당신의 마사지를 감정적으로, 물리적으로 잘 받아들이지 못하거나 무효화시켜 버린다. 적절하게 준비하면 같은 기술로도 더 나은 결과가 나타난다.

그 이유는 복잡한데 사람은 문화에 따라 다르기 때문이다. 요약하자면 이렇다. 사람은 모두 사랑을 갈구한다. 우리 모두는 사랑받는 느낌을 원하고 치료나 변화 과정을 시작하기 전에 보호받고 있음을 느끼고 싶어 한다. 당신도 알듯이, 마사지는 매우 변화무쌍한 과정이다. 그러나 그 변화가 일어나는 데는 환자가 적어도 영감으로 안전하고 보호받고 있다는 느낌을 가져야 한다는 전제가 있다. 가장 기본적으로 제공할 환경이 이것이다. 이 환경을 갖추고 있으면 막이 시작되든지 그렇지 않든지 무대를 세팅한 것이고 변화가 일어날 가능성을 갖추고 있다. 그리고 당신의 개인적 발전에 이 준비가 달려 있다.

작업 환경도 중요하다. 당신이 작업하는 방의 세팅이 환자와 그들의 믿음에 영향을 미친다. 당신에게 편한 스타일을 정하고 그 장소를 깨끗하고 위생적으로 유지하라. 전문가로서 행동하고 그렇게 보여야 하지만 또한 릴랙스해야 한다. 오일과 파우더는 전문가스럽게 잘 유지되고 사용하기 쉬운 자리에 놓아두어라. 향, 꽃, 에센셜 오일은 환경을 좋게 만든다. 가벼운 음악도 어떤 환자들에게는 좋은 느낌을 준다.

다음은 물리적인 준비이다. 이것은 쁘라끄루띠, 바끄루띠, 정신적 쁘라끄루띠, 환자의 전체적 힘, 나이, 당신과 작업에 대한 열린 마음의 정도를 이해하는 당신의 기술에 달려 있다. 이 모든 요소가 1초 만에 일어난다는 점을 감안하면 당신이 환자가 어느 정도 마사지를 받아낼 수 있는지 알기 위해 5-10분간 환자와 얘기를 나누어 볼 필요가 있다. 이 물리적 준비를 제대로 이해하지 못하면 당신은 당황스럽고 불편한 상황에 처할 수 있다. 아니면 당신의 실패는 뒷전으로 하고 환자에게 이 같이 말할 수도 있다. "견디질 못하는군요." "힘을 주고 있네요." "고통은 마사지의 일부랍니다." "이 정체들이 잘 풀리지 않는데 그래도 하는 데까지 해보죠." 이런 말들은 치료사가 그들의 환자를 이해할 책임과 환자들의 마사지 받을 능력을 회피하는 말이다. 물리적 준비를 이해해야 장기적으로 성공적인 마사지를 할 수 있다.

아유르베다에서는 다른 마사지 학교들에서 가르치치 않는 '당신의 환자를 아는' 정확하고 명확한 방법을 알려준다. 서양 마사지의 기술이 좀 더 발전된 것이라는 점에는 경의를 표하지만, 개인을 이해하고 복합적인 방법으로 마사지하는 데는 아유르베다만 한 방법이 없다. 많은 학교들이 개인에 대해서는 인지조차 못한다. 그 사람이 이 마사지로부터 효과를 얻을 수 있느냐에는 상관없이 학교에서는 천편일률적인 기술만을 사용하도록 가르친다. 이러한 무지와 바보스러움이라니. 이 학교들이 법적으로 올바르고 방법도 좋지만 기술적인 면에서는 문제가 있다. 환자 개개인에 대한 복합적인 이해 말이다.

당신이 누군가의 리스트에 번호로 기록되고 다루어진다면 어떤 기분이겠는가. 당신이 개인으로 존중받을 때의 느낌은 어떤가. 당신은 당신의 마음과 몸에 맞춰 짜여진 치료를 받고 싶지 않겠는가. 물론 그런 치료를 받고 싶을 것이다. 세상 사람들은 누구나 가능하다면 개인적 치료를 받고 싶어 한다. 아유르베다는 치료사가 이러한 진정한 처방을 실천하도록 가능성을 열어주며, 이 처방은 일반적인 사람이 아니라 개개인에 맞춰진 처방이다.

개인이 가지고 있는 타고난 성질을 이해하는 능력을 발달시킨다면 어느 정도, 얼마나 많이 마사지를 받아야 하는지 알 수 있으므로 당신은 작업을 잘 할 수 있을 것이다. 불균형 상태나 바끄루띠의 불균형을 알아챈다면 어떤 오일, 허브와 기술이 그 사람에게 맞는지 알 것이다.

이것이 아유르베딕 마사지이고 진단의 기초를 배워야 하는 이유이다.

첫 번째 준비는 당신 자신이며, 당신의 정신과 쁘라나의 상태이다. 이에 대해서는 3장에서 말한 바 있다. 다음으로 중요한 것은, 환자가 무엇을 받아들일 수 있고 준비되어 있는지 이해하는 것이다. 1장에서 10가지 다른 체질에 대해 이야기했다. 당신의 환자는 일반적으로 이 열 가지 중에 하나이며 각 체질에 맞는 정보들을 적어놓았다. 4장은 진단에 관한 것으로 불균형 상태를 이해하고 균형을 바로잡는 방법을 서술했다. 세 번째로 중요한 것은, 당신의 쁘라나와 쁘라나를 흘려보내는 능력이다. 이것은 자연스럽게 일어나지만 3장의 연습을 통해 더 풍부해진다. 네 번째는 허브와 오일 등의 치료 재료이다. 체질에 맞게 적용되어야 하며 세 가지 기본 오일을 사용할 수 있다. 6-9가지의 다른 오일은 효과가 좋겠지만 그렇게 필요하진 않다. 세 가지 기본 오일이면 충분하다. 파우더는 중요하지만 꼭 갖추어야 할 것은 아니다. 에센셜 오일은 주가 될 수도 있고 부차적인 것이 될 수도 있다. 이것들은 당신의 경험과 환자의 부류, 시간에 따라 결정된다.

마지막 준비는 기술이다. 많은 아유르베다 치료사들이 기술을 연마하기 위해 몇 년을 보내면서도 사람을 다루는 복합적 측면을 간과하는 일은 슬프지만 사실이다. 그리고 많은 서양 사람들은 이 때문에 아유르베다가 지루하고 정교하지 못한 방법이라고 생각한다. 실제적으로 무시되는 것보다 더 아유르베다는 복합적이다. 기술만을 추구하는 사람들은 영화관에서 앞좌석만 보느라 영화를 즐기지 못하는 사람들이다.

이런 오해에도 불구하고 아유르베다의 세 가지 기본적인 기술을 소개할까 한다. 또한 세 가지 기술은 여러 가지 다른 변형이 가능하다.

서양의 기술들도 그렇듯이, 마르마 치료 또한 이 기술을 응용해서 사용하기 바란다.

조화시키기 – 삿뜨바

싯뜨바는 조화이다. 조화는 삿쓰바석 본성이다. 그래서 어떤 활동이나 물질이 조화로운 영향을 준다면 삿뜨빅하다. 조화로운 마사지는 환자가 고요해지고 평화로워지고 영양을 공급받을 필요가 있을 때 시행한다. 이런 종류의 기술은 신경계 불균형, 스트레스, 불안, 과도하게 예민함, 모든 종류의 바따의 동요에 쓰인다.

조화의 기술은 당신 자신이 조화로워야 가능하다. 환자에게 당신의 에너지가 어떤 형태이든 전달되므로 치료 전에 5-10분간 명상을 하면 좋다. 당신의 중심(내면)이 견고하고 고요할 때 시작하라. 당신의 마음과 쁘라나가 괴롭다면 손동작이 아무리 정확하다 해도 이 마사지는 성공할 수 없다.

조화롭게 하는 기술의 기초는 손동작을 얕고 부드럽게, 표면적으로 회전시키는 것이다. 시계방향 원은 몸에 에너지를 주고 시계반대 방향 원은 6장에서 말했듯이(그림 14 참고)정체된 에너지를 풀어준다. 동작은 활기차지만 느리고 부드럽게 행한다.

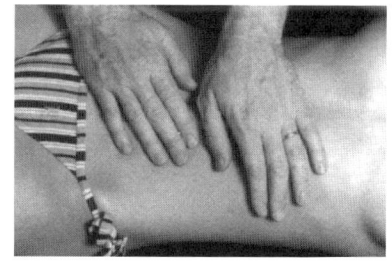

그림 14

일반적으로 아유르베다의 모든 기술은 활기찬 편이다. 마사지는 몸의 다른 층과 단계 부분들을 다시 연결해주는 일이기 때문이다. 주로 머리 쪽은 두피와 머리카락을 가능한 한 활기차게 문지르지만 좀 더 정성을 들여 마사지한다. 이 방법은 세 가지 중 가장 부드러운 기술이다. 세 가지 기술은 압력, 깊이, 동작에서 다르다.

조화의 기술은 원 동작을 사용하고 바따 계열이나 몸 안의 바따 기운을 다스리는 데 가장 적합하다. 치료사는 시계방향 원과 시계반대방향 원을 반복해야 하며, 이 동작은 혈장, 림프계, 혈액 순환, 피부 영양 공급을 촉진하며 막힌 것을 풀고 열어준다.

이 동작은 넓고 활기 있게 가능한 넓은 부위로 행해야 편안하다(그림 15참고). 목과 어깨부터 시작해 아래로 진행하라(그림 16 참고). 몸 전체를 이와 같은 원으로 마사지하며 몸의 앞뒤뿐만 아니라 왼쪽과 오른쪽 옆도 같이 마사지한다.

조화의 기술은 다섯 쁘라나를 고요하고 조화롭게 만든다. 특히 운동 기관, 감각 기관에는 중요하다. 이것은 나디, 쁘라나, 감각 기관을 평화롭게 한다. 과도한 업무, 스트레스, 불안, 감각을 혹사시키는 여

그림 15

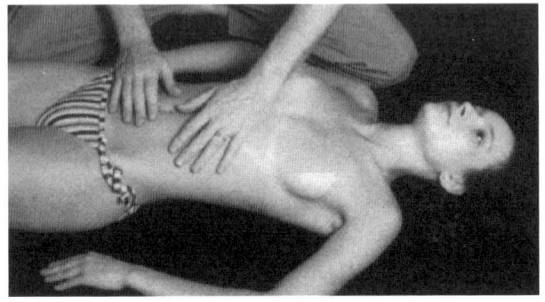

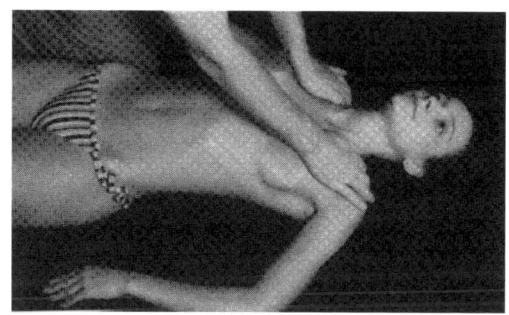

그림 16

러 불균형들에 좋다. 머리에 마사지하면 쁘라나 바유를 조화롭게 한다. 목과 어깨 마사지는 우다나 바유를, 심장 부근 마사지는 비야나와 쁘라나 바유를, 배꼽 아래는 아빠나 바유를 조화롭게 한다. 쁘라나를 조화롭게 하면 더 깊은 의미의 릴랙스가 성취된다. 쁘라나가 신경계를 안정시키니 말이다.

샷뜨빅 오일은 세서미, 올리브, 기이다. 조화가 필요할 때 사용한다. 꽃의 에센셜 오일은 매우 샷뜨빅하므로 조화를 목적으로 한다면 오일에 더하라. 조화의 기술에는 뜨겁고 촉진하는 성질의 오일은 쓰지 않는다.

활성화하기 - 라자스

라자스는 행동이다. 그 본성은 촉진과 활성이다. 촉진하는 제품이나 절차는 라자스의 성질이 있다. 활성의 기술은 세포를 재연결하고 신진대사를 촉진하고 독소 배출, 아그니에 점화, 소화 기능 촉진, 근육통

완화, 정체된 결절 풀기, 류머티즘과 관절염에 관련된 질병을 다스리는 기능을 한다. 모든 성질에 적합하다. 까빠와 삣따에 특히 좋고, 바따 계열은 그들의 바끄루띠에 따라 다루어져야 한다.

활성의 기술은 치료사가 활기 있고 견고(단호)할 때 사용한다. 쁘라나가 자유롭게 움직이는 침묵의 마음이 이런 상태를 만든다. 치료사는 내면에 집중하고 환자에게 집중한 상태여야 한다.

활성의 기술에는 꿰뚫음, 견고함, 피부부터 깊은 세포 단계에 이르기까지 다양한 활기찬 동작이 핵심이다. 위아래로 두드리고(그림 17 참고) 손을 함께 피부막 위에서 반대방향으로 문질러야 한다(그림 18 참고). 깊은 세포층을 위해서는 맨 위에서 바닥까지, 목에서 발까지 두드리며 손을 움직여준다. 모든 세포는 아래 방향과 옆쪽으로 밀어주어야 하고 이 때 근육과 힘줄을 따라서 한다(그림 19 참고). 피부막 단계에서의 동작은 활기차고 빠르게 한다. 중간과 깊은 단계에서는 견고하고 빠르게 유지한다.

활성의 기술은 몸의 닫힌 부분을 열어주는 노력을 요하는 작업이다. 긴장을 없애지는 않는다. 근육, 힘줄, 신경, 나디의 정체를 움직이고

그림 17

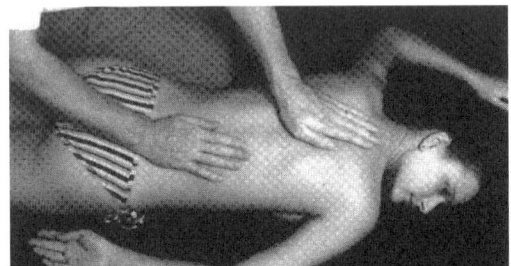

열어주는 작업이다. 주목적은 풀어주는 터치이다.

깊은 세포층을 열기 위해서는 먼저 피부 단계와 중간 단계의 활성이 이루어져야 한다. 미묘한 에너지를 깨우고 혈액 순환을 도우려면 동작이 활기차야 한다. 혈액이 증가해 세포, 근육을 확장시키고 나서 더 깊숙한 단계로 들어갈 수 있다. 몸의 전체적인 신진대사를 촉진하고 낮고 높은 – 예를 들면 종아리와 허벅지 같은 – 몸의 다른 부분들을 연결해야 한다. 피부를 윤활하는 충분한 오일을 주고 마찰을 강화한다.

까빠 계열에게는 이 기술과 함께 파우더를 사용한다. 먼저 몸의 한쪽 면에 오일을 바르고 활기찬 마사지를 해준다. 몸의 옆쪽과 함께 몸

그림 18

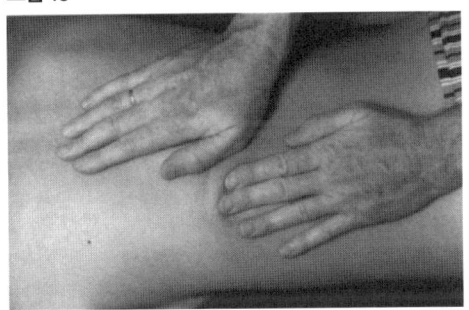

그림 19

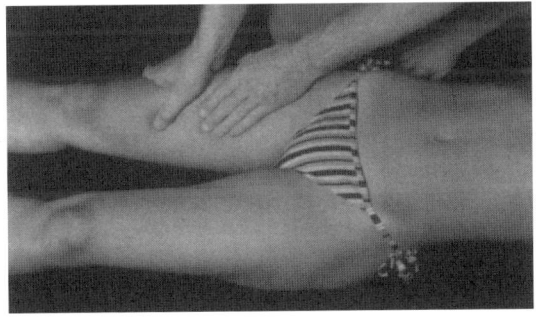

전체에 마사지한다. 파우더를 바르고 이전과 같은 활기찬 마사지를 반복한다. 피부에서 오일이 모두 확실히 제거되게 하고 더 많은 파우더를 뿌린다. 그 후에 한 번 더 마찰을 늘리고 거칠게 두드리고 촉진하라. 끝나면 몸의 다른 쪽 면에도 이 과정을 똑같이 반복하라.

이 방법은 다섯 쁘라나를 촉진한다. 일반적인 마사지는 비야나 바유를 활성시킨다. 목과 어깨는 우다나 바유, 가슴과 심장은 쁘라나 바유, 배꼽 주위를 활기차게 두드려주면 사마나 바유를 촉진한다. 이 기술은 다섯 쁘라나를 촉진하고 나디의 독소를 배출한다.

오일과 허브는 뜨거운 성질로 고른다. 피마자유와 겨자 오일이 촉진하는 기능이 있어 좋다. 올리브와 코코넛오일처럼 차가운 성질의 오일도 좋다. 차가운 성질의 오일을 활성 기술로 쓰는 것은 삣따 계열의 사람에게 특히 좋다. 아유르베다의 대원칙은 아유르베다는 에너지의 과학이라는 점이다. 당신이 환자가 가진 에너지와 바따/삣따/까빠 간의 균형 상태를 이해한다면 그에 걸맞는 방법을 섞어서 어떤 치료 방법으로도 접근할 수 있다는 뜻이다. 조화의 기술에도 뜨겁고 촉진하는 오일을 쓸 수 있고, 활성의 기술에도 차갑고 완화하는 오일을 쓸 수 있다.

풀어주기 – 따마스

따마스는 정체 혹은 관성이다. 습관적이고 둔한 성질은 모두 따마스적인 본성이다. 정체되거나 막힌 태도를 바꾸는 것은 풀어주는 성질이다. 몸의 따마스적인 에너지와 습관을 풀어주는 것을 해방의 기술이라고 한다. 따마스를 없애기 위해 라자스를 사용할 필요가 있다. 따마스로부터의 해방을 위해 라자스의 활성시키는 터치를 사용할 필요가 있다.

마사지에서 따마스는 몸의 모든 고정된 습관이다. 3장에서 이미 요가와 아유르베다에서 바사나와 삼스까라로 부르는 이 고정된 습관에 대해 얘기했었다. 이 습관들은 신체와 미묘한 몸에 자리 잡고 있다. 마사지만으로는 이 잠재적인 습관들을 완전히 몰아낼 수 없다. 치료사는 환자가 따마식으로부터 벗어나는 데 도움을 줄 수 있다. 하지만 인본주의의 주요 개념을 건드리지 않는 일반적인 단계에서만 가능하다. 환자에게는 매우 강하고 혁명적인 과정일 것이다. 내가 바라는 점은 해방의 기술이 환자에게는 내면을 고찰하는 계기가 되고 치료사는 그 과정을 도와주는 것이다.

이런 종류의 기술은 첫 시간에는 하지 않는 것이 좋다. 첫 시간에 사용하는 경우도 있지만 매우 드물다. 모든 유형에 시도할 수 있지만 삣따와 까빠에 어울린다. 순수한 바따 유형은 이 잠재적 습관을 터치하는 해방의 기술을 통해 좋은 결과를 얻기도 한다. 치료사들이 상황을 잘 이해하고 있다면 쁘라나 힐링과 다른 종류의 여러 무형의 방법들을 통해 바따 계열에 좋은 효과를 줄 수 있다. 내성적이고 억압된 바따 계열에도 효과적이다.

감정, 느낌, 생각이 계속 반복되다보면 삶에서 고정된 습관들이 생겨난다. 컨디션이나 마음뿐 아니라 우리 몸 속의 세포에 깊숙이 자리 잡고 있다. 그들이 어디에 가 있는지를 알려면 연계된 나디와 쁘라나가 무엇인지 알아야 한다. 감정으로 매우 격한 사건 같은 경우에 이 습관들의 신체적 위치가 나타날 수도 있다. 바사나와 삼스까라는 서로 다른 짜끄라 주위에 모여 있을 수도 있다. 짜끄라와 습관의 성질에 따라 그 위치는 다르다. 같은 성질이면 같은 성질을 끌어당길 것이다. 습관을 고정시키고 유지하는 일도, 습관을 풀어주는 일도 쁘라나의 몫이다. 습관은 나디를 어지럽히고 억제함으로써 연관된 쁘라나를 불안정하게 한다. 즉 고통과 병의 증상들이 습관과 함께 나타난다.

깊은 세포층 마사지는 이 습관들을 풀어주는 데 큰 도움이 된다. 그러나 치료사가 '공간'과 에너지 친화성을 갖고 있을 때 이러한 결과가 가능하다. 공간이라 함은 물리적 공간이 아니라 정신적 공간을 말한다. 습관을 풀어주는 데 세포는 촉매제 이상의 역할을 하지는 않는다. 이런 맥락에서 깊은 세포층 마사지가 필요하다. 그러나 이 깊은 세포층 마사지에서 세포는 물리적 세포와 혼동해서는 안 되는 개념이다.

이 습관을 풀어주는 가장 좋은 방법은 잘 알려져 있듯이 습관이다. 그러나 그 일을 하는 것은 호흡 자체가 아니라 쁘라나이다. 서양의 기본 가르침은 무언가 맺혀 있다고 느껴지는 지점—감정적인 앙금이든 신체적 긴장이든—에 깊이 지압하고 환자의 들이쉬는 숨에 손을 천천히 뗐다가 내쉬는 숨에 깊이 지압하라고 한다. 이 방법이 긴장과 여러 가지 것들을 풀어준다. 이 과정에서 치료사의 쁘라나가 흘러들어감으로써 숨을 내쉴 때 긴장이 풀려나간다. 대부분의 치료사들은 이 깊은 마사지에서 자신의 숨과 환자의 숨을 일치시킬 것이다. 내쉬는 숨에 치료사의 쁘라나가 환자에게 들어가며 습관들이 풀려간다.

환자가 당신에게 신뢰를 갖고 있고 긴장이 풀릴 준비가 되었다면 쁘라나의 자연스러운 움직임이 근육의 긴장과 함께 습관들을 풀어준다. 당신 자신의 쁘라나를 발달시키는 것이 최선의 방법이다. 다음으로 안전하고 협조적인 환경이 필요하다. 환자의 능력이 습관을 풀어낼 수 있다는 점을 이해하라. 몇 차례에 걸쳐 이것에 관해 이야기를 나누어야 할 것이다. 깊은 마사지-풀어낼 수도 있고 아닐 수도 있지만-가 필요하다는 점을 환자들이 이해할 수 있어야 한다. 삼스까라를 직접 터치하지는 않지만 이 과정이 삼스까라들을 풀어낼 것이다. 별 일이 없는 한 이 같은 작업은 항상 유익하다.

아유르베다식 해방의 기술을 살펴보자. 세포와 신진대사를 위해 활성의 기술로 열어주는 것부터 시작하라. 다음으로 당신이 환자에게 적합하다고 느끼는 방법을 설명해 주고, 깊은 해방 작업에 관해 그의 동의를 구하라. 당신은 그것을 긴장이나 고통, 에너지의 해방이나 감정의 해방 등 단순한 용어를 써서 설명할 수 있다. 또는 트라우마를 치료하거나 묵은 상처를 치료한다고 설명해도 된다. 어떤 접근이든 환자의 승인을 얻는 것이 중요하다. 환자들이 당신을 찾아온 것이 당신에게 깊은 마사지를 허락 없이 시작해도 될 권리를 준 것이라 생각지 말라. 앞의 두 가지 조화와 활성의 기술에서는 괜찮지만 해방의 기술에서는 아니다.

활성의 기술로 몸이 따뜻해지고 촉진되고 준비되어 환자가 릴랙스하고 있으면 당신이 시작해도 괜찮다. 몸의 위에서 아래로 진행하고 발까지 닿기까지 여러 번 만나야 할지도 모른다. 그럼에도 불구하고, 모든 기술은 목에서 시작해 발에서 끝난다.

당신이 긴장을 느끼는 첫 번째 장소로 가라. 이미 준비가 되었다면 근육이 따뜻하고 어느 정도 릴랙스되어 있을 것이다. 만일 그렇지 않다면, 활기찬 두드림으로 열을 올리고 자극하라. 다음으로 내쉬면서 당신의 손바닥으로 압력을 가하라. 당신의 호흡과 환자의 호흡을 동일하게 맞추라. 환자의 호흡이 고르지 않다면 당신의 호흡에 주의를 기울이게 하고 당신과 함께 호흡하도록 하라. 같이 호흡하게 되면 당신의 엄지와 검지를 통해 깊은 압력을 가하라. 내쉴 때만 압력을 가하며, 들이쉴 때는 손을 천천히 떼라.

활성의 기술과 해방의 기술이 다른 점은 활성의 기술은 열고 움직이게 하는 기술이지만, 해방의 기술은 직접적인 대면을 통해 긴장을 풀어낸다는 점이다. 활성의 기술과 해방의 기술은 같이 사용한다. 활성의 기술은 활기차게, 해방의 기술은 강력하게 행한다. 강하고 꾸준한 압력이 필요하다. 하나의 포인트에 5분 이상 압력을 주며 머물러 있어야 긴장을 없앨 수 있다. 빨리 하는 방법이 아니므로 시간, 노력, 꾸준함이 필요하다. 긴장이 풀리는 것을 당신이 느끼거나 환자가 한계에 도달할 때까지 힘을 빼서는 안 된다.

긴장을 풀 때는 손바닥으로 하는 것이 엄지, 손가락, 손가락 관절로 하는 것보다 여러 면에서 나을 수 있다.

시계반대방향 원과 이 기술을 함께 써도 된다. 이 기술의 목적은 세포 깊숙이 마사지하며 근육과 고정된 긴장을 풀어내는 것이다. 주로 압력을 사용하지만 시계반대방향 원도 도움이 된다. 그렇다고 생각하면 그 방법을 사용하라.

압력은 통증을 일으키겠지만, 환자는 내쉬는 숨을 통해 이 고통을 풀어낼 수 있어야 한다. 통증이 사그러들지 않으면 다른 위치로 이동하라. 강요해서는 안 된다. 몸이 긴장을 풀어내기를 원치 않는다면 강요해서는 안 된다. 환자가 마사지를 몇 차례 더 받도록 하라.

마르마 포인트에 주의와 정성을 기울이라. 머리, 목, 가슴, 복부에는 깊은 마사지를 삼가라. 매우 민감해서 약한 힘으로 마사지해야 한다. 그렇지 않으면 환자에게 해를 끼칠 수 있다. 깊은 압력은 이들 부위를 제외한 마르마 포인트에는 가능하다. 깊은 마사지를 위해서는 마르마 포인트의 위치를 잘 알고 있어야 한다.

10 아비양가

> "참나의 자연적인 행복감은 변함없이 꾸준하다. 그러나
> 마음의 변덕스러운 성질로 인해 마음은 기쁨부터 슬픔까지 지나다닌다.
> 그러므로 기쁨과 슬픔은 마음이 창조한 것으로 보아야 한다."
>
> —빤짜다시, 7장 74절

이제 아유르베다가 치료사의 자각, 환자의 본질에 대한 이해, 다루어야 할 질병과 불균형에 대한 이해, 적절한 치료 방법(오일, 허브 등)에 대한 이해를 마사지 기술보다 더 많이 강조한다는 점을 알아차렸을 것이다.

그러나 기술은 중요하다. 오랫동안 마사지를 해온 서양 치료사들에게 이 점은 명확하다. 이 책의 목적은 기술을 폄하하는 것보다 아유르베다 시스템에서 기술이 어떤 위치를 차지하는지를 올바르게 알리는 데 있다. 서양 치료사들은 기술에 있어서는 뛰어나므로 우리에게는 아유르베다 시스템을—전통 속에 녹아 있는 기초를 완전히 이해하고—우리의 지식으로 더욱 풍부하게 할 책임이 있다.

인도인이 프랑스와 스위스에서 "아유르베다" 학교를 열었던 예를 보

자. 그의 학생들은 손 마사지를 일주일, 발 마사지를 일주일, 이런 식으로 몸의 거의 모든 부분에 대한 마사지 방법을 배웠다. 그의 학생들은 환자의 쁘라끄루띠와 자신의 본질에 대해서는 전혀 이해하지 못한 채 학교를 떠났다. 이 책의 9장까지의 내용에 대해 전혀 모르던 학생들은 그들이 배운 기술로 완전한 치료를 할 수가 없었다.

이러한 예는 한두 가지가 아니다. 이 예는 1) 기술로만 하는 작업 2) 질적 수준이 높지 않은 선생님을 보여준다. 서양에서뿐만 아니라 프랑스의 요리, 이탈리아의 디자인처럼 아유르베다가 천부적이라는 인도 사람들에게서도 그리고 기계적 마사지 학교에서도 이러한 사례가 있다.

기계적 마사지 학파는 대증요법에서 비롯했다. 이 학파는 신체의 질병이 마음 혹은 정신의 영향을 받는다는 것에 마지못해 동의할지라도 마음/감정과 몸이 분리되었다고 본다. 이 학파에서는 부분이 모여 전체를 만들고 그 부분 중 하나가 고장 나면 그 부분만을 고치면 된다고 생각한다. 자연 형태의 약과 치료는 심신이 관련되어 있고 감정적 상태는 생물학적 현상으로서 몸에 영향을 미친다고 본다. 이 접근에서는 당신이 몸을 부분으로 나누거나 마음과 따로 생각할 수 없다고 느낀다.

아유르베다는 몸/마음-감정/영혼과 온 우주의 관계를 이해하도록 더 깊이 한걸음 나아간다. 이 접근은 여러 측면에서 좀 더 일반적이고 광범위하지만 필요할 때는 매우 정확하게 적용할 수 있다. 그래서 아유르베다 마사지를 모든 것이 상호 연관되어 있다는 심오한 지식 없이 배우거나 가르치게 되면 아유르베다를 완전히 모르게 된다.

이전 장에서 했던 논의들을 모두 종합하기 위해, 아유르베다의 기본적 접근에 주요한 이야기를 개략적으로 이야기하겠다. 이 얘기가 돌에 새겨진 것도 아니고 모든 아유르베다인들이 내 말에 동의할 것이라고는 생각지 않는다. 그런 사람들에게는 양해를 구한다. 이 책에서 나는 아유르베딕 전통의 놀라운 시스템을 광범위하게 대중에게 소개하는 데 있어 진실하려고 노력했다. 내가 앞에서 말한 바를 10장에서 조금 바꾸는 것 같이 보이더라도 서양 사회에서의 필요성에 대해 말하고 있다는 점을 기억해 주길 바란다.

아유르베다에서 마사지는 종종 마룻바닥이나 클리닉, 혹은 오일을 사용하고 재활용하는 특별한 나무 탁자에서 행한다. 스네하나 마사지에서보다 아비양가에서 오일을 덜 쓰는데 스네하나에서는 오일을 거의 들이붓는다. 그러나 가장자리가 둘러진 탁자에서 마사지를 하기도 한다.

전통적으로, 아유르베다 마사지는 그 과정을 감독하는 의사가 있는 진료실 환경에서 진행한다. 이런 맥락에서-한 환자에 네 명의 치료사가 일반적-치료사는 환자와 같은 성별인데, 심리적인 이유도 있고 치료받는 환자가 방해받을 수 있는 가능성을 방지하기 위해서이다. 같은 성별의 치료사가 항상 적용되는 것은 아니지만 같은 성별의 치료사를 추천한다. 여성 치료사에게는 특히 그러하다. 오늘날의 사회는 성별에 매우 민감하며 학대가 일어날 수 있는 상황에 대해서는 문제를 일으킬 수도 있다. 100%의 전문가가 될 수 없다면 이 마사지를 하지 말고 섹스 카운슬링을 하라. 아유르베다는 치료이므로 성별을 제한하는 것이 정직하다.

실제 마사지에서 쁘라나에 대해 말하자면, 환자가 통제되고 리듬감 있는 호흡을 할 때, 당신은 호흡을 일시에 멈춰라. 가장 흔한 오류라고 할 수 있는데 통제되고 깊은 호흡은 좋은 호흡이 아니라 통제된 호흡일 뿐이다. 환자가 자신의 쁘라나를 통제하는 일은 전혀 바람직하지 않다. 쁘라나는 마사지 기능에 있어 핵심이고 뿌리인데, 환자가 호흡을 통제하는 상황은 마사지에 방해가 된다. 환자는 정상적으로 숨을 쉬어야 한다. 하따 요가를 하는 치료사들에게, 혹은 기공이나 태극권 혹은 다른 종류의 호흡과 에너지 관련 작업을 하는 사람들에게 이것은 힘든 일이다.

만약 환자가 숨을 의식적으로 통제하면서 쉬고 있다면 정상적으로 평상시와 같이 숨을 쉬라고 말하라. 환자가 "전 원래 이렇게 숨을 쉽니다."라든지 "이게 자연스러운데요."라고 한다면 그 환자에게 그 어떤 통제나 리듬은 마사지의 효과를 반감시키고 그들에게 깊은 마사지를 할 수 없게 만든다고 설명하라. 그리고 깊이 숨어 있는 긴장을 지나칠 수 있다. 환자가 거절하면 그대로 마사지를 진행하고, 다음번에는 환자가 조금씩 더 당신을 믿게 되어 통제 없는 편안하고 릴랙스된 상황이 되기를 희망하라.

환자가 호흡을 통해 마사지에 참여하는 것은 어떤 경우에는 적합하다. 이런 상황은 당신의 판단에 따라 치료 마사지의 범주 하에 이루어져야 한다. 그리고 치료사의 안내에 따라 혹은 호흡을 통해 배출할 수 있도록 마사지하는 과정에서 자연스럽게 일어나야 한다.

치료의 개요

"아비양가는 날마다 행해야 한다. 아비양가는 피로와 바따의 악화, 노화를 방지한다. 좋은 시력, 영양, 장수, 숙면, 고운 피부를 준다. 특히 머리, 귀, 발에 행해야 한다."[27]

아비양가는 마사지를 뜻한다. 일반적으로 매일 하는 마사지, 혹은 건강을 유지하기 위해 정기적으로 하는 마사지를 뜻한다. 서양의 방식이 주로 이러하다. 아비양가는 예방과 유지 차원의 마사지와 치료, 정기적 자가 마사지로 나누어진다. 11장에서 자가 마사지에 대해 따로 말할 것이다.

정기적 건강유지 마사지는 주로 조화와 활성의 기술을 사용하며 삿뜨빅과 라자식 터치를 이용한다. 오일과 파우더는 바따 타입에게도 사용하며 체질에 따라 소량 쓰인다. 유지를 위해서 매일 혹은 2주에 한 번씩 특히 바따 체질에 해주면 좋다. 근육의 긴장과 스트레스를 줄이고 피부, 혈장, 림프계, 혈액 순환, 지방 세포, 근육을 고루 돕는다.

치료로서의 아비양가는 몸의 불균형을 직접 바로잡는 작업이라는 점에서 조금 달라진다. 치료는 감정의 배출, 혹은 우리 삶에 있어 숨겨진 다른 인식의 배출로 이어진다. 이런 마사지에서는 치료사가 환자의 쁘라끄루띠와 바끄루띠를 이해해야 하며, 치료사가 균형 잡혀 있고 평화로워야 한다. 미묘한 구조와 마르마에 대한 이해도 있어야 한다. 오일, 허브, 마르마, 감각의 안정, 터치, 기술을 통해 세 도샤와 다섯 쁘라나의 균형을 잡을 수 있어야 한다. 또한 일곱 가지 세포 단계를 고루 영양을 줌으로써 전신과 마음에 영양을 공급해야 바른 마사지이다.

바따를 위한 마사지 지침

바따 사람들은 가볍고 영양을 주는 마사지가 필요하다. 바따 사람들은 예민하고 뼈가 약하기 때문이다. 많은 양의 오일이 좋다. 삿뜨빅 터치와 조화의 기술이 바따에 가장 적합하지만 활성의 기술 또한 연결되지 못한 몸의 부분들을 재연결해 준다. 오일은 바따에 있어 중요하다. 나디와 마르마 치료는 오일을 필요로 한다. 마르마 지압은 부드럽고 조화로워야 한다. 지압은 환자가 릴랙스하고 있을 때 행하고 뜨거운 오일과 허브가 필요하다. 오일은 따뜻하거나 뜨거운 상태인데 피부가 델 정도는 아니다. 깊은 세포 마사지는 거의 추천하지 않는다. 뼈 구조상 불균형이 있다면 바따 계열이므로 부드러운 마사지를 하라. 바따 마사지는 결장, 골반, 가슴 부위가 특히 중요하다.

삣따를 위한 마사지 지침

삣따 계열은 영양과 해방의 기술이 필요하다. 삿뜨빅과 라자식 터치를 혼용한다. 활성의 기술과 같이 빠른 두드림은 지나치면 삣따 계열들의 짜증을 돋운다. 조화의 두드림(스트로크)으로 시작해서 점점 활성과 해방의 기술을 사용하라. 해방의 기술은 필요에 따라 활성의 기술과 섞어 사용한다. 긴장을 완화하는 데는 깊은 세포 마사지가 좋다. 하지만 그들에게 미리 알리고 준비시켜야 한다. 시원하게 하는 오일과 허브가 좋으며, 오일은 겨울에는 따뜻하고 여름에는 시원하게 한다. 삣따는 타고난 유분이 있으므로 오일은 적당량이 좋다. 삣따 계열의 피부염이 심할 경우, 아유르베다 의사들이 추천하는 완전한 치료법을 동반하지 않는 한 마사지를 하지 마라. 가벼운 피부염에는 올리브와 코코넛 오일이 좋다. 삣따에 있어 복부 마사지는 매우 중요하다.

까빠를 위한 마사지 지침

까빠에게는 활성과 해방의 기술을 섞어 사용한다. 삿뜨빅 터치로 시작해 라자식과 따마식 터치를 주로 쓰라. 까빠 사람들은 강하게 접근해서 직접적인 치료를 해야 한다. 뜨겁거나 따뜻한 오일, 허브는 신진대사를 촉진한다. 적은 오일을 쓰고, 오일을 바른 이후에는 파우더로 몸을 건조시키고 마찰을 발생시킨다. 신진대사 촉진과 순환에 도움을 준다. 빠르고 활기찬 두드림은 까빠에 잘 어울린다. 오일을 바를 때 이 빠르고 활기찬 두드림을 적용하라. 깊은 세포 마사지는 처음 시간 이후에 진행하라. 깊은 세포와 전신의 정체를 방지한다. 관절, 가슴, 위 부위에 특히 정성을 들인다. 명치에 활기찬 마사지를 하면 소화의 불 아그니가 점화되는 데 좋다.

모든 체질에 전통적으로 직선의 두드림은 몸과 림프에, 원형의 두드림은 관절에 쓴다. 9장의 기술에 따라 적용하라.

정규 마사지를 위한 실습

당신부터 시작하라. 3장의 명상 중 하나를 하라. 그리고 작업실을 청결히 하고 따뜻하고 프로페셔널한 분위기를 유지하라. 가족에게 마사지를 하더라도 작업실을 청결히 하라. 오일과 파우더와 에센셜 오일을 준비하라. 삣따와 까빠에게는 따뜻한 오일을, 바따에게는 뜨거운 오일을, 여름에 삣따에게는 차가운 오일(8장 참고)을 적용하라. 당신 자신과 작업실이 준비되었다면 바닥 혹은 탁자에서 환자에게 마사지하라.

1. 환자를 탁자의 모서리나 의자에 잠깐 앉아 있게 한다. 그들의 맥박을 재거나 진단하라. 쁘라끄루띠를 판단하고, 등을 바닥에 대고 눕도록 한다. 골반에 가해지는 압력을 줄이기 위해 무릎 밑에 베개 같은 것을 대라. 환자가 편하게 릴랙스하도록 하고, 환자의 쁘라끄루띠에 맞는 오일을 고르라.

2. 당신의 호흡부터 시작하라. 자신의 쁘라나를 여러 번 호흡해서 느껴보고 목과 머리 부분부터 시작하라. 목은 긴장이 많이 축적된 부분이므로 나는 항상 처음의 선생님께 배운 '목 풀기' 기술로부터 시작한다. 이 기술은 몸에 공간을 만들어 쁘라나의 자유로운 움직임을 생성한다.

3. 목 풀기는 당신의 손을 오일로 적신 뒤 삿뜨빅 터치를 한다. 환자에게 오일을 더하지는 않는다. 당신의 손을 목 아래 경추 7번에서 4번에 두어 손가락이 척추의 양쪽 면을 가볍게 터치할 수 있도록 한다(그림 20 참고). 천천히 위로 압력을 가해 목 척추를 1/2인치

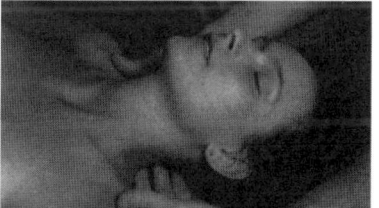

그림 20

그림 21

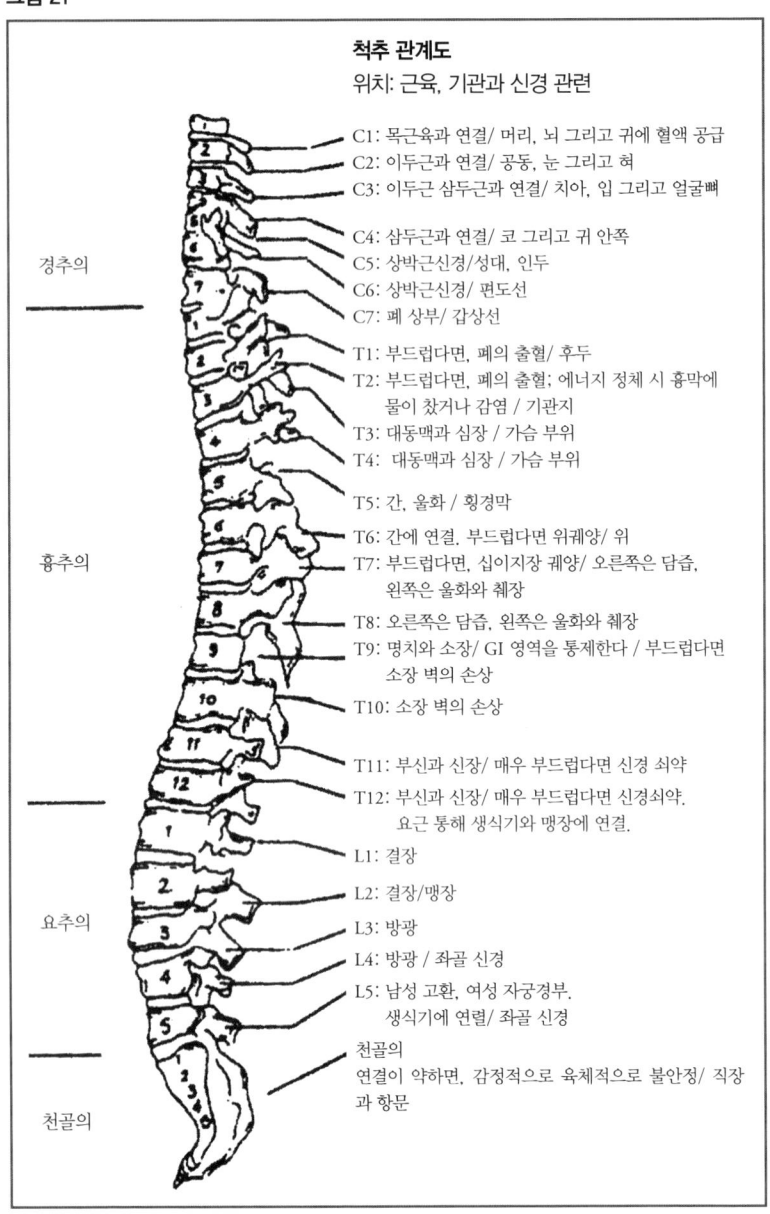

척추 관계도
위치: 근육, 기관과 신경 관련

C1: 목근육과 연결/ 머리, 뇌 그리고 귀에 혈액 공급
C2: 이두근과 연결/ 공동, 눈 그리고 혀
C3: 이두근 삼두근과 연결/ 치아, 입 그리고 얼굴뼈
C4: 삼두근과 연결/ 코 그리고 귀 안쪽
C5: 상박근신경/성대, 인두
C6: 상박근신경/ 편도선
C7: 폐 상부/ 갑상선

T1: 부드럽다면, 폐의 출혈/ 후두
T2: 부드럽다면, 폐의 출혈; 에너지 정체 시 흉막에 물이 찼거나 감염/ 기관지
T3: 대동맥과 심장/ 가슴 부위
T4: 대동맥과 심장/ 가슴 부위
T5: 간, 울화/ 횡경막
T6: 간에 연결. 부드럽다면 위궤양/ 위
T7: 부드럽다면, 십이지장 궤양/ 오른쪽은 담즙, 왼쪽은 울화와 췌장
T8: 오른쪽은 담즙, 왼쪽은 울화와 췌장
T9: 명치와 소장/ GI 영역을 통제한다 / 부드럽다면 소장 벽의 손상
T10: 소장 벽의 손상
T11: 부신과 신장/ 매우 부드럽다면 신경 쇠약
T12: 부신과 신장/ 매우 부드럽다면 신경쇠약. 요근 통해 생식기와 맹장에 연결.

L1: 결장
L2: 결장/맹장
L3: 방광
L4: 방광 / 좌골 신경
L5: 남성 고환, 여성 자궁경부. 생식기에 연결/ 좌골 신경

천골의
연결이 약하면, 감정적으로 육체적으로 불안정/ 직장과 항문

경추의

흉추의

요추의

천골의

정도 들어올린다. 이 압력을 유지하면서 다섯 번 호흡하라. 들이쉬며 손을 통해 쁘라나가 당신의 몸으로 들어오고, 내쉬며 쁘라나가 당신의 몸 밖으로 나가는 것을 느껴보라. 다음으로 천천히 압력을 놓으면서 목을 탁자 위에 내려놓으라. 목을 내려두는 과정 또한 다섯 번의 호흡을 할 동안 천천히 행한다. 이 과정을 천천히 할수록 환자는 목과 머리가 탁자에 놓이는 느낌이 클 것이다. 사라스와띠 나디와 우다나 바유에 직접적 영향을 미친다.

4. 목 윗부분, 즉 경추 4번에서 1번에 3번의 과정을 반복하라. 목 전체에 이 과정을 행한다. 그러면 머리와 감각 기관을 통제하는 신경종말이 치료된다(그림 21의 척추 관계도 참고).

5. 3번 과정을 머리에 반복하고 이때 손은 두개골에 둔다. 검지는 두개골 아래 머리와 목이 만나는 끄리까띠까 마르마(11번)에 둔다. 이렇게 하면 어깨, 목과 머리에 쌓인 표피의 긴장이 많이 풀어진다.

6. 환자가 몸을 돌리게 하고 베개나 쿠션으로 가슴과 목, 정강이 아래를 받쳐서 편안하게 탁자에 눕게 한다. 반드시 편안해야 한다.

7. 바따 계열에는 지속적으로 오일을 공급하라. 삣따에게는 몸의 각 부위에 오일을 공급하고 까빠는 마찰이 일 정도의 소량만 공급한다. 삿뜨빅 터치와 시계방향 원, 조화의 기술로 어깨와 윗몸을 마사지하라(그림 22). 엉덩이부터(그림 23) 각각의 다리로 시계방향 원을 그리며 조

화의 기술로 마사지하라. 두 다리 다 행한다(그림 24). 발바닥까지 마사지하라(그림 25). 오일을 체질에 따라 공급하라.

8. 바따에게는 7번을 시계반대방향과 시계방향을 섞어 한 번 더 반복하라. 많은 오일을 쓰라. 삣따와 까빠는 당신의 손에 미끄러울 때까지 오일을 바른 뒤, 빠르고 활기찬 두드림으로 몸을 활성시켜라(그림 26). 어깨의 정점에서 아래로(그림 27) 등까지(그림 28) 마사지한다. 손을 번갈아가며 빠르고 활기차게 움직이고, 몸의 한쪽 면을 발아래까지, 다른 면을 또 어깨부터 발아래까지 마사지한다. 까빠는 최대한 마찰을 많이 일으키고, 삣따와 까빠는 긴장 부위에 주목해라. 바따

그림 22
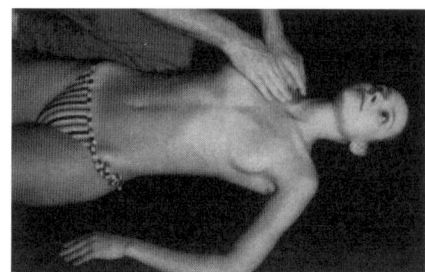

그림 23
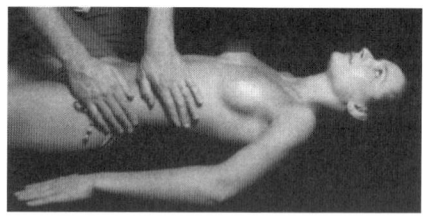

그림 24
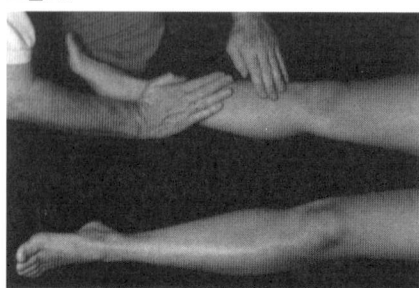

그림 25
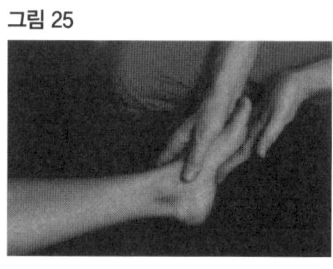

혹은 바따가 섞인 사람은 활성의 기술을 사용하지만, 환자가 많이 예민하면 다음 시간부터 활성의 기술을 사용한다.

9. 바따에게 있어 마르마 치료는 민감한 것일 수 있다. 오일과 삿뜨빅 터치를 행하라. 압력을 가해도 좋다. 삣따에게는 깊이 해방시키는 마르마 치료를 한다. 환자에게 뭐가 가장 좋은지 당신이 알아야 하는데, 삣따의 마르마에는 라자식 터치를 하라. 까빠는 아주 깊은 해방의 기술과 따마식 터치로 마르마 치료를 하라. 마르마 포인트는 민감하다는 것을 잊지 말고. 오일과 파우더(섞어서 젖은 것보다는 건조한 상태), 에센셜 오일을 사용하라. 미끄러울 정도의 오일을 적용하고 어깨로부터 미끄러지면서 8번에서 발견한 긴장하고 있는 각각의 마르마 포인트를 정확히 찍어 압력을 가하라. 필요한 만큼의 시간을 들여 9번을 행한다.

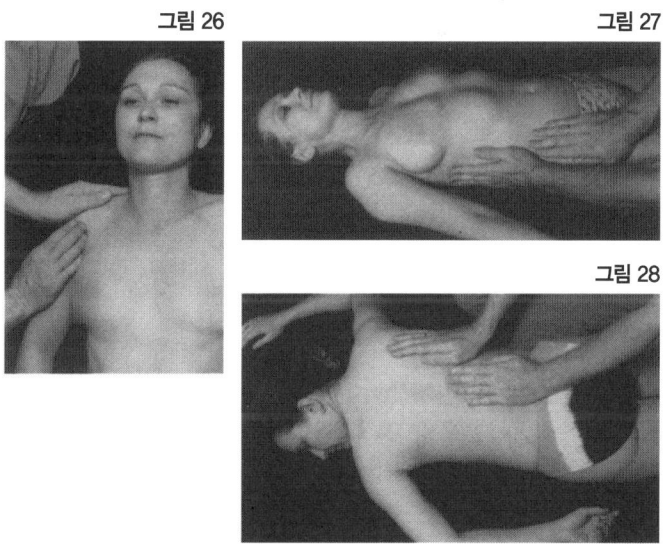

그림 26 그림 27

그림 28

10. 아비양가

그림 29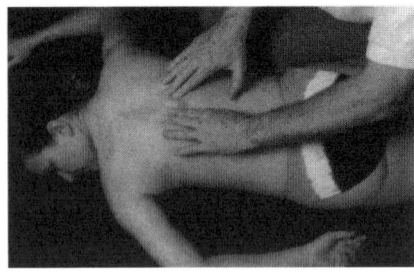

그림 30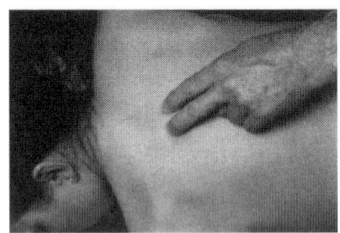

10. 모든 계열에 있어, 필요에 따라 오일을 더하고 척추를 두 손으로 훑어 내려가면서(그림 29) 꼬리뼈에 닿을 때까지 포인트마다 척추뼈 마디마다 마사지한다(그림 30). 깊은 긴장이 느껴지는 곳에는 활성과 해방의 기술/라자식 따마식 터치로 풀어준다(그림 21, 척추 관계도). 바따 사람들은 압력이 거의 필요치 않으며 뼈가 불균형할 수도 있으므로 주의한다. 긴장을 풀기 위해 라자식 터치를 하고 꼬리뼈부터 경추 7번까지 거꾸로 10번 과정을 반복하라.

11. 등을 다 하면 다시 몸을 돌려 얼굴이 천장을 향하게 하고 편안히 눕게 하라. 호흡을 해서 당신 자신을 쁘라나로 가득 채운 뒤 스트레치를 하거나 잠시 동안 당신이 필요한 일을 하라. 그리고 지금부터 몸의 앞 쪽을 마사지한다.

12. 손가락으로 환자 두개골 아랫부분-머리가 목과 만나는-을 작게 원을 그리며 마사지해라. 약간의 오일을 사용하고 당신 쪽으로 끌어당기거나 정수리까지 마사지하라(그림 31). 오일과 조화의 기술과 삿

뜨빅 터치로 부드럽게 마르마들을 촉진하면서 관자놀이와 머리 양옆을 마사지하라. 웃끄쉐빠(5번), 샹까(6번), 아바르따(7번), 아빵가(8번). 얼굴을 끝낸 뒤에는 이마를 시작하라. 다시 마르마들을 부드럽게 자극하라. 시만따(2번), 슈링가따까니(3번), 스따빠니(9번)를 촉진한다. 목을 할 때는 호흡 기관을 피해서 양옆의 힘줄과 인대를 매우 부드럽게 마사지한다(그림 32). 이 부분을 할 때는 주의를 기울여야 한다. 환자-치료사 관계가 견고해질 때까지 오일로 가볍게 마사지한다. 목구멍 부분은 매우 민감하므로 이쪽을 마사지할 때는 깊이 주의하라. 정수리는 마지막에 약간의 오일을 더해 가볍게 마사지하는 것으로 끝낸다. 환자의 헤어스타일이 좋다면 이 단계를 생략하거나 마사지 치료가 끝난 이후에 머리를 다시 다듬도록 조언한다.

13. 조화로운 시계방향 원으로 시작하라. 어깨에서 천천히 골반으로 진행하고(그림 33) 여성의 가슴 부분은 매우 부드럽게 마사지한다. 유두의 위쪽과 아래쪽에 있는 마르마 포인트에 마사지할 때도 마찬가지다. 한 번에 한 면씩 골반으로 마사지하라. 그리고 다리를 한 번에 한 쪽씩 마사지하면서 발에서 마무리하라(그림 34). 전통적으로 한 면을 각각 맡

그림 31

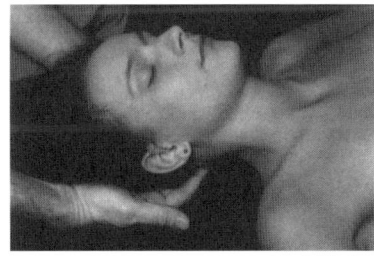

그림 32

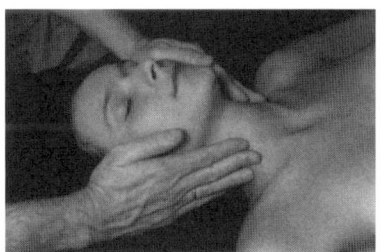

아서 두 치료사가 함께 하는 경우도 있다. 그러나 서양에서는 이것이 일반적인 치료가 아니므로 한 치료사가 하는 법을 설명한다.

14. 바따에게는 13번을 시계방향과 반시계방향 원을 혼합하여 반복하라. 환자가 오일이 잘 적용됐는지 확인하면서 오일을 더 많이 더하라. 삣따와 까빠에게는 당신의 손에 오일을 발라 매끄럽게 한 뒤 어깨부터 빠르고 활기찬 두드림으로 시작하라(그림 35). 이 두드림은 어깨의 정점에서 시작하여 팔(그림 36)과 양옆(그림 37)로 진행하고, 다음으로 몸의 앞면으로 진행한다(그림 38). 손은 번갈아가며 빠르고 활기차게 진행한다. 먼저 한쪽 면을 어깨부터 발까지, 다음 다른 쪽 면을 어깨부터 발까지 진행한다. 삣따 계열은 매끄러운 상태를 유지하라. 까빠 계열은 최대한 마찰을 많이 일으켜라. 삣따와 까빠는 긴장된 부위를 잘

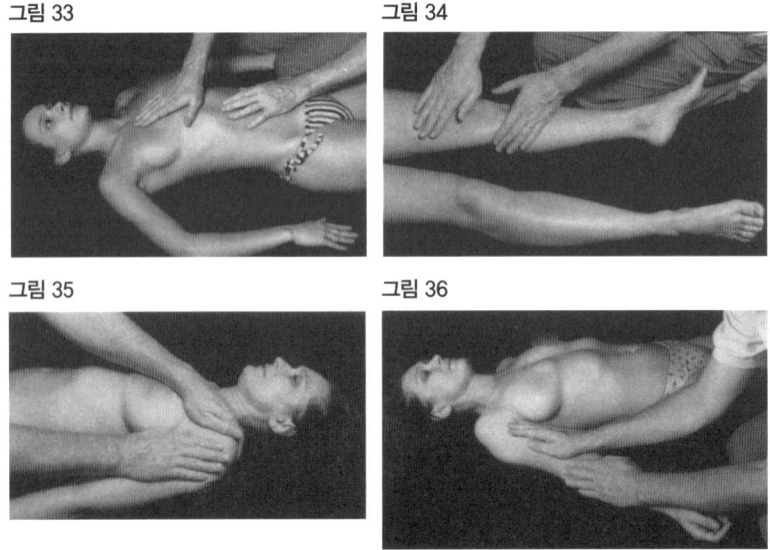

그림 33 그림 34

그림 35 그림 36

살핀다. 다시 한 번 말하지만 이 방법은 간혹 바따에게도 통한다.

15. 마르마 치료에 대해 바따는 민감하게 반응할지도 모른다. 오일과 삿뜨빅 터치를 사용하라. 삣따에게는 깊고 풀어주는 마르마 치료와 라자식 터치가 좋다. 까빠에게는 깊은 해방의 기술과 따마식 터치를 사용하라. 오일과 파우더를 섞어 쓰고 미끄러울 정도의 오일(바따와 까빠에 적용하는 오일의 중간량 정도)을 적용하고, 어깨로부디 미끄러지면서 14번에서 발견한 긴장하고 있는 각각의 마르마 포인트를 정확히 찍어 압력을 가하라. 팔 → 옆면 → 앞면의 순으로 행하라. 필요한 만큼의 시간을 들여 15번을 행한다.

그림 37

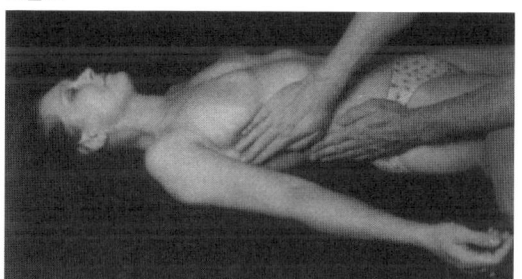

그림 38

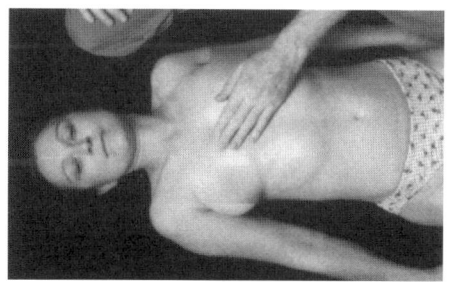

16. 각 체질의 주 도샤가 지배하는 부위에 오일을 더하라. 바따는 결장, 골반, 폐, 삣따는 소장, 간, 비장, 까빠는 위, 폐, 관절이다.

17. 각 쁘라끄루띠에 맞는 오일을 골라 손을 마사지해라.

18. 환자의 발을 적합한 오일로 깊이 마사지하라.

19. 목 부분 마사지를 반복하고 마친다.

이 순서는 내가 마사지하는 방식이고 환자가 준비할 여유를 주면서도 이 책에서 말한 기술들을 다 포괄한다. 요약하자면, 바따를 안정시키기 위해서는 따뜻한 오일과 조화의 기술을, 삣따는 차가운 오일과 라자식 터치, 활기찬 두드림을, 까빠에는 라자식과 따마식 터치 그리고 해방의 기술과 데워진 허브, 따뜻한 오일을 사용한다. 매우 단순하지만 세 가지 도샤를 평화롭게 하고 제자리로 돌려보내는 데 효과적이다.

이 순서는 아유르베다의 강화 치료 혹은 브림하나에 속한다. 이 같은 마사지는 환자를 강화하거나 재생하는 데 사용된다. 유지 차원으로도 좋은데 건강한 사람에게 건강을 유지할 수 있게 하는 최고의 방법이다.

치료 마사지의 실습

맥박을 재고 당신이 할 수 있는 모든 진단을 하는 일로 시작하라. 타고난 쁘라끄루띠와 현재의 체질 구성, 바끄루띠를 확인하라. 이 두 가지를 비교해 차이를 적어놓아라. 이 차이가 당신이 지금부터 할 마사지를 결정한다.

치료 마사지는 미묘한 구조에 직접적으로 작업하기 위해 오일과 허브 같은 주재료를 쓴다. 먼저, 이 마사지는 세 도샤의 균형을 잡는다. 둘째, 몸 속의 방해물에 직접적으로 작용한다. 스트레스와 같은 방해물은 명상법을 치료사가 조인해 주거나, 아니면 고동과 긴장으로 자리잡기 전에 스트레스를 풀어주어야 한다.

해방의 기술이 이런 맥락에서 쓰인다. 일반 마사지에서도 해방의 기술을 쓸 수 있다. 그러나 치료사가 이 기술을 존재하는 습관을 바꾸기 위해 사용하면 강화나 유지보다는 치료에 초점을 두게 된다.

또 질병을 치료하는 데는 마르마와 나디의 역할이 중요하다. 변비로 온 환자에게는 샹까(6번), 꾸꾼다라(16번), 브리하띠(19번), 비따빠(23번), 꾸르빠라(39번), 자누(40번) 마르마를 특히 치료해라. 다음으로 그 환자에게 영양 오일과 허브로 머리 전체를 마사지해서 오감과 다섯 쁘라나를 안정시켜라. 그리고 아랫배를 피마자유, 겨자 오일, 생강과 창포 등 뜨거운 오일과 허브로 마사지해서 결장을 직접적으로 자극하라. 이것이 불균형에 대한 본질적인 치료 마사지이다. 정상 세포에도, 미묘한 구조에도 알맞은 오일과 허브는 도움을 준다.

위에서 말한 개략적인 마사지로는 모든 치료 효과를 다 누릴 수 없다. 치료 마사지 이면의 생각을 배워야지 '요리책'처럼 증상에 맞는 치료법을 찾아서는 안 된다. 이것은 아유르베다가 아니다. 증상으로 환자를 다루기보다 환자의 특정 문제에 대해 언급한 부분을 이 책에서 참고하라. 8장의 오일에 따른 치료 효과를 고려해 오일을 선택하라. 마르마, 나디, 고질적 습관의 해방은 마사지 그 자체에서 기술을 익혀야 한다. 다른 종류의 마사지를 여러 가지 시도해 보면 어떤 종류가 당신에게 가장 맞는지 알 수 있을 것이다. 맞는 마사지를 찾으면 마스터할 때까지 그것에 집중하라.

예를 들어, 고질적 습관의 해방은 수년간 내 관심사였다. 나는 이것을 활성화하는 데 집중했다. 그러나 얼마 후 미묘한 구조에 관심을 갖게 되어서 나디와 마르마를 통해 이것에 집중해서 작업을 하고 있다. 나 자신이 마르마와 나디를 모두 외우고 있지 못하다. 이 마르마의 산스끄리뜨 이름이 유용하긴 하지만 이름을 모른다고 해서 내 마사지의 효과가 반감되는 것은 아니었다. 그러나 당신은 마르마의 이름과 그 치료 효과를 숙지하기 바란다.

1. 당신 자신부터 시작하라. 명상함으로써 릴랙스하고 집중하라.

2. 진단을 하고 치료의 방향을 정하라. 환자에 맞는 오일과 허브를 고르라.

3. 이 치료는 활기차므로 베개와 쿠션은 방해될 수 있으니 없는 것이 낫다. 앞 3-5번의 '목 풀기'부터 시작하라.

4. 몸을 돌리게 하고 6-7번을 행한다. 여기서는 머리와 목에 필요한 경우 쿠션을 댄다.

5. 몸이 조화의 기술을 통해 준비되었다면, 그리고 환자에게 이 마사지가 적합하다고 정했다면, 활성과 해방의 기술을 사용해서 잠자는 습관을 풀어주고 강한 기억을 남기는 마사지를 하라. 주로 활성의 기술로 한쪽 면을 머리에서 발끝까지, 다른 쪽 면을 진행하고, 옆 면을 마사지하기 전에 팔을 마사지하라. 긴장이 맺혀 있고 방해받고 있거나 긴장이 있는 부위를 주지하라.

6. 그 발견한 부위에 해방의 기술을 사용하는 데 주력하라. 9장의 해방의 기술 부분을 참조하라. 호흡은 매우 중요하다. 당신의 코로 들이쉬는 숨과 배꼽으로 내려가는 숨, 심장으로 올라오는 숨을 느끼고 잠시 휴식하라. 그리고 그 숨이 자연스럽게 노력 없이 환자에게 흘러들어가도록 하라. 마르마 부위를 손바닥이나 손가락으로 누를 때 환자의 호흡을 주시하라. 호흡을 당신의 압력 정도를 측정하는 도구로 써라. 호흡이 풀어주려 하는 통증을 내보낼 만큼 깊지 않다면 환자에게 말해 호흡을 당신의 호흡과 맞추라. 이때가 깊은 습관을 풀어내기 위해 호흡을 사용할 알맞은 순간이다. 쁘라나가 자연스럽게 이 일을 해준다. 여기에서 특별한 일이 일어날 필요는 없다. 지금 일어나지 않는다면 나중에 일어날 것이다. 간혹 다른 책들에 쓰인 것처럼 해방의 과정이 극적일 필요도 없다. 환자는 호흡을 통해 그들의 불편함과 통증을 풀어낼 수 있어야 한다. 까빠는 정기적으로 이러한 치료를 받으면 좋다. 연결 세포에만 집중하는 깊은 마사지는 마사지 전에 환자에게 준비하는 과정이 있는 스네하나 마사지에서 더 적절하다. 명확히 알려면 스네하나 관련 부분을 읽어보라.

7. 해방의 기술을 사용하지 않는 대안으로는 오일, 허브, 에센셜 오일, 마르마 포인트를 사용한 마사지가 있다. 이런 종류의 치료는 여섯 단계만으로 이루어지며, 앞의 1-5번을 통해 몸을 준비시켜 놓은 상태여야 이 치료를 시행한다. 몸이 준비되면 환자의 문제에 상응하는 마르마에 작업한다. 어떤 마르마를 골라 문제를 풀어낼 것인지 알아보자. 쁘라나가 제한되어 생긴 문제라면 활성시키는 두드림을 적용한다. 시계방향 원은 마르마에 에너지를 주고 시계반대방향 원은 마르마의 긴장을 풀어준다는 것을 기억하라. 바따 신경계의 문제는 조화의 두드림을 사용하라(매우 간단하다. 환자가 불안해하고 신경이 날카로우며 바따 계열 같으면 조화의 기술을 쓰고, 그 외의 환자들에게는 모두 활성의 기술과 원 동작을 쓰라). 치료 효과를 증대시키기 위해 오일과 허브를 사용하라. 숨어 있는 바따 타입에는 세서미 오일과 창포, 화난 뻿따 사람을 진정하기 위해서는, 예를 들면 내부 세포의 염증, 올리브 오일과 고투콜라(브라미)를 쓴다. 활성의 두드림 이후에는 조화의 기술로 끝마친다.

8. 치료 마사지에 있어서 해방의 기술과 마르마를 동시에 사용할 수도 있다. 종종 가장 효과적인 방법이다. 오일의 효과를 과소평가하지 말라. 바따와 뻿따에 있어서는 오일은 피부를 통해 잘 흡수된다. 까빠에 있어서는 절반의 오일을 적용하고 파우더로 남은 오일을 흡수시켜라. 뻿따 또한 유분기 많은 피부라면 파우더를 사용해 남은 오일을 흡착한다. 뻿따에는 고수나 고투콜라 같은 시원한 성질의 허브가 좋다.

9. 환자가 몸을 돌리게 하고 몸의 앞면에 위의 방법을 반복해서 행

한다. 환자가 편안한지 꼭 확인하라. 한 번의 마사지 세션에 몸의 양쪽을 다 하기에는 시간이 모자랄 수도 있다. 그럴 경우 나는 몸의 뒷면을 먼저 마사지하기를 권한다. 예외는 등이나 허리가 아픈 환자들이다. 이들에게는 쁘라나의 에너지가 좀 더 완전해질 때까지 앞면을 마사지한다. 바로 문제 있는 부분을 마사지하게 되면 더 악화시킬 수 있다. 등과 허리의 문제에 대해서는 다른 부분의 기능이 정상적이 될 때까지 등과 허리를 마사지하지 않는다. 환자에 따라서 정해야겠지만 바따와 뼷따에는 특히 그러하다. 까빠는 직접적인 마사지가 필요하다. 바따는 직접적인 마사지를 피할수록 좋다.

10. 짜끄라와 같이 몸의 특정 부분을 고려하라. 이 부분에 대해서는 대부분의 마사지 학교들에서 잘 가르치고 있다. 허벅지 안쪽은 섹슈얼한 느낌을 내포하고 있다든지, 무릎은 공포를 느끼게 되어 있다든지 하는 특정 정보를 말한다. 나는 개인적으로 이런 종류의 분류를 좋아하지 않는데, 이 분류는 치료사-혹은 특정 마사지 학파-가 선입견을 갖고 있다는 의미이기 때문이다. 이 정보가 일견 타당한 면이 있긴 하지만 일반적이라고 보면 된다. 몸의 특정 부위에 특정 느낌이 있다거나 하는 것을 너무 많이 알게 되면 개인의 특성에 대한 생각이 떠오를 여지가 없어진다. 나는 개인적으로 마사지를 시작하기 전에 어떤 생각도 갖지 않는다. 환자가 이런 느낌을 갖는다면 자연스럽게 일어날 수 있다. 이렇게, "으, 무릎에 마사지하니까 공포감이 드는군요."라고 환자가 말하면 당신은 몸의 특정 부위에 특정 느낌이 있을 수 있다고 설명해주는 것이다. "오, 이 부위에 당신의 어머니가 존재하고 있군요.

당신은 어머니와 풀리지 않는 문제가 많은가 봐요." 같은 식으로 치료한다면 아유르베다는 당신과 어울리지 않는다. 아유르베다의 깊은 의미를 이해한다면 이런 식의 심리학적 개념은 인간의 치료 능력을 매우 제한할 뿐이라는 것을 알아야 한다.

11. 긴장의 해방, 감각과 미묘한 구조에 대한 작업 등 주 치료가 끝나면 손과 발에 집중적으로 작업해서 마사지 효과를 높이라. 39번의 그림에서는 손과 발의 기관과 나디의 관련성을 보여준다. 이것은 작업에 효과적이고 깊은 마사지로부터 환자의 관심을 끌어내는 데도 효과적이다.

12. 목 풀기로 마무리한다.

이 같은 치료 마사지는 신진대사를 촉진하고 과도함을 태워버림으로써 몸을 정화하므로 수렴 마사지, 즉 랑가나 치료에 속한다. 이 방법을 정기적으로 활기 있게 행하면 근육과 지방 세포에 영향을 미치는 혈장, 림프, 혈액을 정화한다. 마르마, 나디, 쁘라나의 직접 치료와 자극으로 과도함을 제거한다. 미묘한 감정 차원에서는 갇혀 있던 감정의 습관을 제거하는 데 도움을 준다. 세 도샤의 과도함을 제거해 준다는 게 가장 중요하다. 특히 과도한 바따에 효과적이다. 수렴 치료는 강화 치료를 수반하므로 이러한 마사지는 일반적이고 유지시켜주는 형태의 마사지와 같이 행해야 한다.

아유르베다의 아비양가에는 두 가지 방법이 있다. 하나는 내가 말한

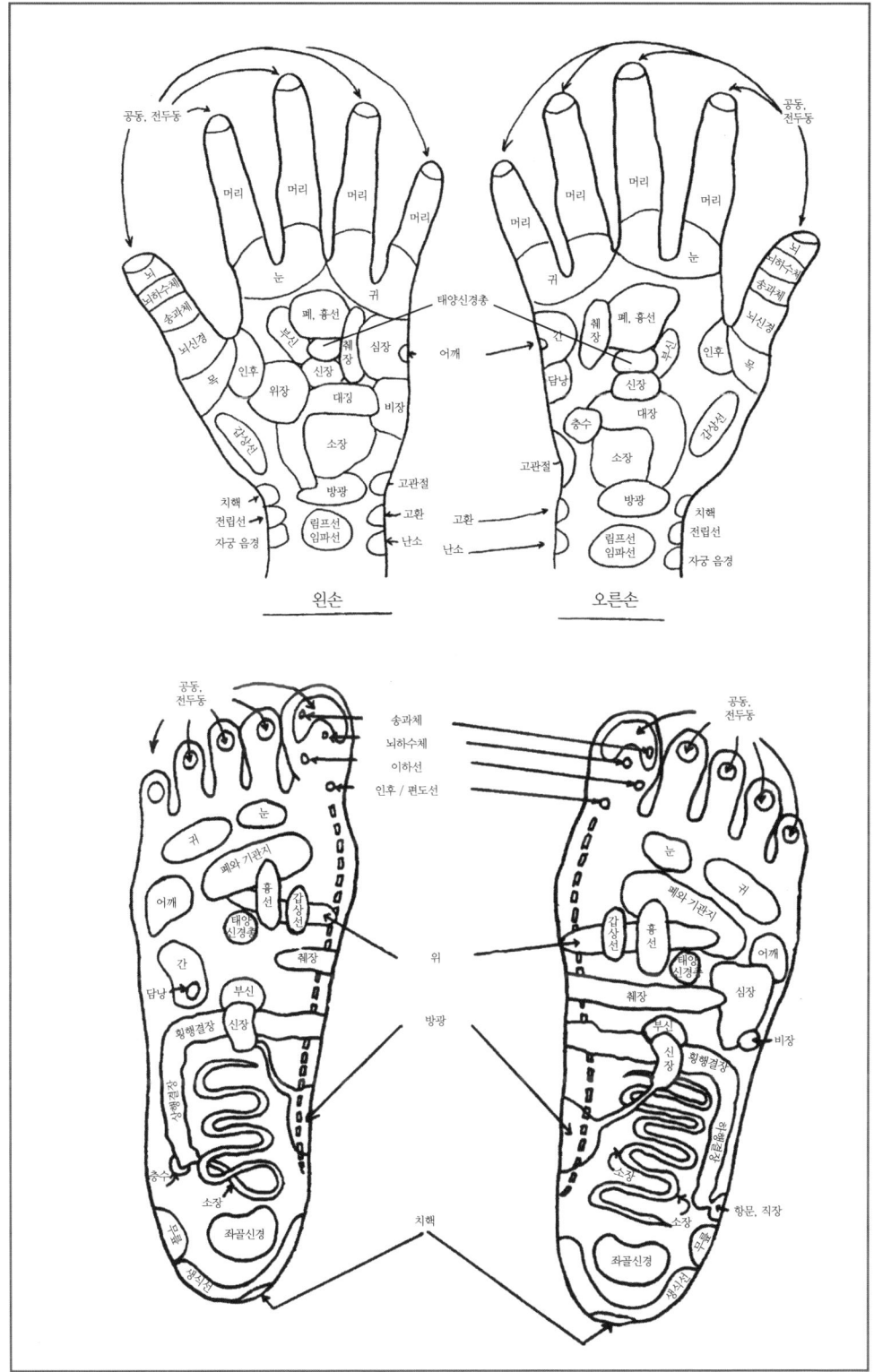

유지와 치료의 마사지이고, 다른 하나는 나디가 배꼽에서 시작하므로 배꼽에서 마사지를 시작해야 한다는 학파이다.

이 학파의 주장에는 장점들이 있고, 배꼽 주위부터 마사지하면 사람의 원기가 조화롭고 강화된다. 바따가 골반 주위에 있고 모든 질병의 근원이 배꼽이므로 이런 현상이 일어난다. 게다가 결장에는 질병에 책임이 있는 아빠나 바유가 있지 않은가. 배꼽의 사마나 바유는 쁘라나와 아빠나 바유를 이어주는 역할을 하므로 건강 증진에 매우 효과적이다. 사마나 바유는 또한 소화의 불을 강화하고 골반/배꼽 주위를 중심으로 마사지하면 바따와 아빠나 바유를 조화/강화시킨다. 질병을 막고 건강을 유지시킨다. 그러나 대부분의 요기들은 배꼽이나 골반이 아니라 척추의 기반에 있는 짜끄라를 모든 나디의 시작으로 본다는 것을 주지해야 한다(5장 참고).

환자를 보고 학생을 가르친 경험으로 나는 이 장에서 말한 마사지를 더 선호한다. 현대의 사람들은 지성과 감각을 강조한 나머지 머리에 집중한다. 서양 사람들은 쁘라나를 골반과 발로 끌어내리는 게 좋지 머리 쪽으로 끌어올리는 것은 좋지 않다고 나는 생각한다. 그리고 이 학파는 배꼽에서 머리로 쁘라나를 끌어올린다. 내가 선호하는 방법은 마음과 바따를 릴랙스하고 지성에의 집중을 완화한다.

---

27) *Astanga Hrdayam*, Vols; I-III, trans. Murthy, Prof. K. R. Srikantha, Varanasi, India; Krishnada Academy, 3rd ed. 1996 Vol. I pg.24

11 스네하나와 다른 방법들

"그래서 사람은 세계의 본질―개인으로서의 자아와 더 높은 지고의 자아―을
항상 탐구해야 한다. 개인적 나와 세계에 대한 생각을 부정하면
순수하고 더 높은 지고의 자아만이 홀로 남는다."

―빤짜다시, 6장 12절

기술을 중시하는 아비양가와 스네하나는 매우 다르다. 주로 오일과 허브로 활성의 두드림을 행하는 것이 스네하나이다. 주로 빤짜 까르마 방법의 치료를 한다. 빤짜 까르마의 바깥 면에 스네하나를 행하면 바따의 불균형을 치료하여 집으로 돌려보낸다. 바따 도샤를 평화롭게, 바따에 의한 질병을 안정시키는 것이 빤짜 까르마 바깥 면에 대한 스네하나의 주목적이다. 스네하나의 또 다른 주요 치료는 치료 전에 환자가 준비되어 있어야 하는 매우 깊은 연결 세포 마사지이다. 이 두 가지 말고도 다른 방법들이 있는데 순전한 의학적 방법들이므로 아유르베다 의사가 서술하는 것이 좋겠다.

스네하나에서의 준비 과정은 사용한 오일을 재활용하고 담는 방법

을 요구하는 점에서 좀 더 복잡한 과정이다. 2-4쿼트(4-8파인트 혹은 1.9-3.8리터 정도)의 오일을 한 번 마사지할 때 사용하는 것이 일반적이다. 한 사람이 오일을 바르고 나면 두 명의 치료사들이 활기차게 오일을 환자에게 문질러 준다. 이 때 두 명의 치료사는 몸의 한쪽 면을 각각 맡는다. 때로는 네 명의 치료사들이 두 사람은 윗몸을, 다른 두 사람은 다리 쪽을 마사지한다. 인도의 대부분 지방에서는 이렇게 한다.

　서양에서 스네하나를 행하는 것은 가능하지만, 대부분의 사람들이 스네하나를 곤란하고 지저분해지게 한다고 생각할 것이다. 아무튼 내가 적용하는 방법은 아래와 같다.

스네하나의 실습

　1. 마룻바닥에 작업할 공간만큼의 넓은 플라스틱 시트를 깐다. 시트 크기는 가로 10×세로 15인치면 적당하다. 오일이 플라스틱 시트를 넘어 흐르지 않도록 가장자리를 말아준다. 가장자리를 말아 올리면 굴곡이 생긴다. 이 위에 버려도 신경 쓰지 않을 면 시트를 깔아준다. 베개나 쿠션은 쓰지 않는다. 바닥은 딱딱한 곳이어야 한다.

　2. 환자에 맞는 오일을 정하고 가능한 1.9리터를 넘는 양으로 하라.

　3. 깊은 연결 세포 마사지를 하려면 환자는 일주일 전부터 내부적으로 준비되어 있어야 한다. 먼저 환자의 체질에 맞추어서 (생강 같은 허브

를 탄) 오일 반 컵을 하루에 2번 아침저녁으로 마신다. 체질 구성과 소화 능력(아그니의 정도)에 따라 행한다. 내부 오일 치료는 많은 제한이 있으므로 아유르베다 의사에게 방법을 문의하라. 그러나 이 치료는 소장을 매끄럽게 하고 하제의 역할을 한다. 설사를 할 수도 있으므로 미리 환자에게 말해두라. 오일은 일주일 동안 일곱 세포 단계에 스며들어 몸 내부를 매끄럽게 할 것이다. 이 준비가 없고서는 아유르베다의 깊은 세포 마사지는 하지 않는다. 깨끗한 탁자를 닦기 위해 더러운 천을 사용하는 것과 같은 이치다(비록 인도에서 이런 일이 비일비재하기는 하지만!). 몸은 좋은 효과를 낼 준비가 되어 있어야만 한다는 말이다. 고대의 문헌에서 마른 나뭇가지는 구부리면 부러지지만 일주일간 기름을 먹인 나뭇가지는 구부려도 부러지지 않는다고 한다. 아유르베다의 창시자는 바보가 아니었다. 그들은 몸 내부에 역시 기름을 먹임으로써 첫 번째의 기적이 가능할 것을 알고 있었다. 아유르베다는 마사지로 환자의 몸을 강화시키기 전에 몸을 정화하는 단계가 필요하다고 하는데 깊은 세포 마사지에서도 마찬가지다. 오일을 먹는 일주일간 환자는 삿뜨빅 혹은 가벼운 불순물 제거의 식단을 섭취한다. 준비가 잘못되면 치료는 실패한다.

4. 환자는 천장을 바라보고 시트에 반듯하게 눕는다. 어떤 학파에서는 등 쪽을 아예 마사지하지 않는다. 나는 항상 등 쪽을 행해야 한다고 생각한다. 그리고 몸의 앞면부터 진행하라.

5. 머리부터 시작하라. 오른손으로 이마에 오일을 붓고, 그 오일이 눈으로 흐르는 것을 막기 위해 왼손의 가장자리를 눈썹 위에 두어라.

눈을 피하기 위해 목을 약간 뒤로 기울이고 머리의 중앙으로 오일이 흐르게 하라. 이마 중앙 혹은 4번 스따빠니에 한 컵의 따뜻한 오일을 붓고 머리카락으로 흘러내리게 하라.

6. 머리카락이 고루 기름지도록 좀 더 오일을 더한 후에 활기 있게 원 동작으로 머리를 마사지하라. 머리 전체를 이런 방식으로 마사지하고 필요할 경우 오일을 좀 더 더하라.

7. 어깨에 활성의 기술을 사용하면서 시작하라. 다음에 팔로 진행하고 몸 아래 전체로 진행하라. 이 방법은 아비양가의 방법과 같다. 차이점은 오일을 지속적으로 부어야 한다는 것이다. 몸의 1/4마다 한 컵의 오일이면 적당하다. 손과 발에는 오일을 더 많이 붓는다. 몸의 앞면을 잘 문질러 준다. 어깨의 정점에서 시작해 발까지 한쪽 면의 모든 부분을 진행하고, 다른 면도 똑같은 방식으로 해준다.

8. 환자가 뒤로 돌려 눕게 하고, 등을 같은 방식으로 마사지하라. 오일이 흐를 정도로 충분한 양이어야 한다. 빠르고 활기찬 두드림으로 오일을 놓치지 않고 잡아 몸에 흡수되도록 하라(인도에서는 그냥 흐르도록 놔두지만).

9. 앞과 뒷면이 끝났으면 환자가 다시 몸을 돌려 앞면이 드러나게 눕도록 하고 7번을 반복하면서 깊은 세포 마사지를 시작한다.

10. 8번을 반복하여 깊은 세포 마사지를 한다.

11. 바닥이 딱딱하므로 환자는 어느 정도 불편을 느낄 수 있다. 바따에게는 불편이 크게 느껴지므로 한 자세로 오래 있게 하지 말라. 까빠는 잘 견디므로 한 자세로 오래 좀 더 깊은 세포 마사지를 하라. 바따에게는 몸의 앞과 뒷면에 들이는 시간만큼 손과 발에 시간을 들여야 한다. 삣따는 손과 발에 비해 몸에 좀 더 시간을, 까빠는 손과 발은 서의 작업하지 않는다. 이 체질에 맞게 손과 발을 마무리하라.

12. 어떤 경우 까빠에게는 파우더가 필요하다. 몸의 정체를 막기 위해서인데 비만, 혈액 순환 장애, 저혈압, 부종, 신장 질환, 여러 종류의 기능 둔화에 좋다. 이런 경우에 해당하는 환자는 뜨거운 허브를 피부에 활기 있게 문질러 남아 있는 오일을 흡수한다. 이런 환자들은 의사의 지시 없이 치료하는 경우는 드물다.

13. 환자가 바닥에서 5분간 쉬게 하고, 남아 있는 오일을 씻어 내리도록 뜨거운 샤워나 욕조 목욕을 하도록 한다.

스네하나는 까빠의 정체로 인한 불균형을 겪는 사람에게는 적합하지 않다. 또 소화를 제한하므로 아그니가 적은 사람에게도 충분하지 않다. 건강한 사람에게 스네하나는 적합하다. 매우 약하거나 매우 아프거나 매우 어리거나 매우 나이든 사람에게는 적합하지 않다. 치료 후 환자들은 2주간 가볍고 삿뜨바적인 식단을 섭취해야 한다.

자가 치료 마사지 기법

아비양가는 매일 하는 자가 치료 마사지이기도 하다. 주로 세서미 오일을 쓴다. 자가 치료로서의 아비양가는 바따의 균형을 잡아주므로 바따 쁘라끄루띠의 사람에게 적합하다. 내 환자의 80%는 바따 불균형이 있었다. 그러므로 이 자가 마사지가 많은 이들에게 좋을 것이라 생각한다. 까빠를 위한 자기 치료는 닥터 조쉬의 빤짜 까르마에 대한 책에 나와 있다.[28] 모든 체질에 관한 일반적인 참고 도서인 닥터 프롤리의 책에는 식단과 허브에 대해서 설명해 놓았다.[29]

오일은 따뜻하거나 뜨겁게 (화상 입지 않을 정도) 사용한다. 오일 병을 끓는 물에 넣어두거나 겨울에는 히터를 사용해서 데우고, 아니면 마우이 사람들처럼 햇볕에 오일 병을 내놓아도 좋다.

1. 오일을 머리에 적용하고 얼굴, 귀, 목을 마사지하라. 머리와 목이 닿는 두개골 부분을 오일을 너무 많이 적시지 말고 마사지하라.

2. 어깨와 아랫목을 마사지하고 강한 두드림으로 오일을 문질러라.

3. 직선의 강한 동작으로 팔에 오일을 문질러라. 관절 부위에는 원 동작으로 문지른다.

4. 윗몸을 오일로 덮어라. 쉽게 흡수될 정도의 오일만 적용한다. 그 이상의 오일을 적용하지 않도록 주의하라.

5. 다리와 무릎을 포함한 정강이에 진행하라. 발바닥을 마사지하라.

6. 뜨거운 샤워나 욕조 목욕을 하라. 오일이 더 깊이 스며든다. 샤워 혹은 목욕 후에 타월로 남은 오일을 제거하라. 비누는 몸의 천연 오일을 앗아가므로 쓰지 말아야 한다.

대안적인 방법으로는 뜨거운 샤워를 하고 세서미 오일을 소량 몸 전체에 발라주는 것이다. 모공이 샤워로 열려 있으므로 오일이 깊이 침투할 수 있다. 오일은 몸에 남아 시간을 두고 흡수될 것이다. 이 방법이 위의 방법만큼 효과적이지는 않지만 실용적이라 선호하는 사람이 많을 것이다.

전통은 화씨 180도(섭씨 80도/ 끓어서는 안된다)의 세서미 오일이 치료 효과가 좋다고 한다. 이 온도의 세서미 오일이 흡수가 잘된다. 나는 그 차이를 모르겠다. 사실 차게 압착된 유기농 세서미 오일은 지나치게 많은 양이 아니면 5분 이내에 흡수된다. 무엇보다 오일의 차이 때문에 이런 말이 나오는 것이리라. 자가 치료를 하는 사람의 체질과도 관련이 있다. 프랑스에서 내가 산 오일과 미국 혹은 다른 나라의 오일이 다를 수 있으므로 시험해 보고, 당신의 세서미 오일이 잘 스며들지 않거든 섭씨 80도로 데워서 사용하라. 과도하게 데워 끓거나 불이 붙지 않도록 조심하고 소량만 사용하라.

매일 자가 발 마사지를 해줘도 좋다. 발 마사지는 시력과 청력에 좋고 마음을 진정시키고 숙면을 돕는다. 좌골 신경통과 다리의 혈액 순환에도 좋다. 바따 도샤의 진정과 유지에도 도움이 된다.

다섯 바유 치료를 위한 실습

　지금 말할 마사지도 아비양가에 속한다. 현재 쁘라나의 흐름에 작용하는 마사지이다. 사실 이 책의 모든 마사지는 다섯 바유에 작용한다. 배꼽 아래 부분을 터치하면 아빠나 바유에 작업을 하고 있는 것이다. 배꼽 부분은 사마나 바유, 가슴은 비야나 바유, 목은 우다나 바유, 머리는 쁘라나 바유, 즉 최고의 바유에 직접적으로 작용한다.
　그리고 마사지의 모든 터치는 순환과 신경, 감각을 통제하는 비야나 바유에 작용한다. 마사지는 솔직히 말하면 비야나 바유를 다룬다고 할 것이다. 불균형은 아빠나 바유가 통제하므로 마사지는 아빠나에 작용한다고도 할 수 있다. 바따 불균형은 아빠나와 밀접한 관련이 있다.
　쁘라나의 흐름에 작업할 때 당신 자신의 쁘라나에 대해 그 발달을 인식하고 있어야 한다. 치료사의 요건인 셈이다. 당신의 쁘라나를 인지하지 않고도 마사지를 할 수 있지만 환자에게 무슨 일이 일어나는지는 감지하지 못할 것이다. 요즘 '에너지' 치료가 넘쳐나는 상황에서 명확하게 알 수 있다. 많은 치료가 괜찮은 정도이지만 치료사는 무슨 일이 일어나는지 전혀 알지 못한다. 아유르베다의 관점에서 미묘한 구조를 이해하면서 나는 치료에 관해 얘기하고 있다. 새로운 마사지 전에 당신 자신이 자신의 쁘라나를 인식하는 것은 필수적인 준비 과정이다.
　쁘라나의 흐름을 배우는 방법은 실천이다. 사람들에게 다섯 바유에 작용하는 마사지의 어려움을 과대 포장해서 말하고자 하는 의도는 없다. 그보다 전통적 방법과 올바른 사용을 알리기 위함이다. 쉽게 이 방법을 배운다면 외형적으로는 아무 문제 없겠지만 쁘라나에 작용하는 마사지는 아니다.

쁘라나를 생성하는 가장 좋은 방법은 마음에 어떠한 생각도 불러일으키지 않는 것이다. 당신의 생각은 쁘라나를 제한하므로 마음을 통제할 필요가 있다. 이전에 말했듯이, 쁘라나를 소통시키고 쁘라나가 당신과 함께 일하도록 하라.

많은 뉴에이지 치료사들은 '에너지가 (환자에) 흘러들어가는 흐름'을 얘기한다. 멋진 이야기처럼 들린다. 그러나 이 경우는 낭신의 생각이 일어나지 않고 마음이 고요해야만 가능하므로 흔한 일은 아니다. 고요하지 않으면 생각이 수시로 쁘라나를 방해하여 쁘라나의 품질이 떨어질 것이다. 생각 없는 고요함은 명상자와 명상과 명상하는 대상을 묶지 않는 지속적인 명상 과정을 통해 가능해진다. 그런 자기 성숙이 있을 때 다섯 바유에 작용하는 쁘라나가 효과적이고 환자와 치료사 모두 기쁠 수 있다. 나는 모든 이들이 방법들을 시도해 보고 경험으로부터 배우기를 바란다. 쁘라나는 겸손한 이에게만 모습을 드러낸다. 그리고 쁘라나가 나타나면 마사지가 매우 쉬워진다.

아래의 단계에서 치료사가 환자에 쁘라나를 불어넣으면 더 효과적이다. 의무는 아니지만 더 효과적인 치료를 위해,

1. 당신 자신부터 시작하라. 릴랙스하고 환자가 오기 전에 명상하라.

2. 진단하라. 바따의 불균형에 이 같은 치료는 효과적이다.

3. 환자를 눕히고 편안하게 하라.

4. 따뜻한 세서미 오일을 창포나 아쉬와간다와 섞어 쓰면 좋다.

5. 질병을 다스리는 아빠나 바유부터 시작하라. 아래쪽이 아빠나의 적합한 자리이지만, 아빠나는 아래쪽으로는 잘 가지 않으므로 발부터 시작하라. 따뜻한 오일로 양발을 마사지하고 각 다리를 천천히 위쪽으로 마사지하라. 나는 한 번에 다리를 한 쪽씩 하는 것을 선호한다. 양다리를 행한다면(그림 40) 동시에 진행하라. 아빠나를 움직여 아빠나의 집인 결장에 머물게 하라. 환자가 매우 매끄러울 정도로 충분히 오일을 붓고, 조화의 두드림(이번에는 원 동작이 아니다)과 삿뜨빅 터치로 결장 부근까지 아빠나를 위쪽으로 밀어 올리라. 결장 부근에 이르면 오일을 더 붓고 시계방향 원 동작으로 조화의 마사지를 행하라. 배꼽과 치골 사이에 머물러 있으라(그림 41).

6. 어깨로 가서 길고 부드럽고 조화로운 두드림으로 배꼽 아랫부분까지 진행하라. 피부가 매끄러워지도록 충분한 오일을 더하라. 오일이 따뜻하면 아빠나가 아래로 내려간다. 6번을 4-5번, 혹은 아빠나가 아래로 내려갔다고 느껴질 때까지 반복하라. 결장에 이르면 오일을 더하고 조화의 원 동작을 시계방향으로 행하라.

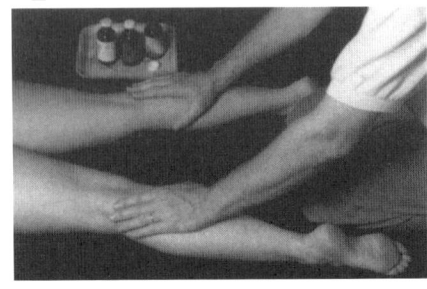

그림 40

7. 다음은 사마나 바유이다. 사마나는 주변부에서 중

그림 41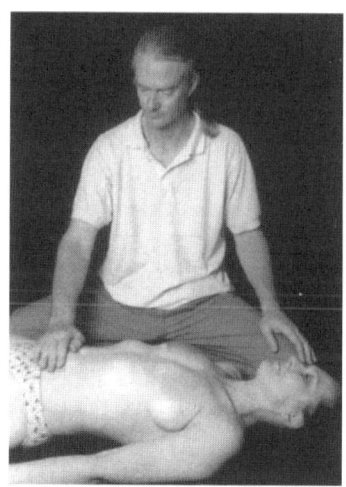

그림 42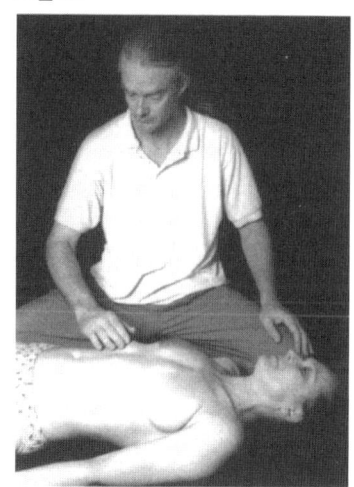

심부로 움직인다. 옆 면에서 시작해 사마나의 집인 배꼽 주위로 두드리면서 진행하라(그림 42). 그리고 어깨에서 시작해 배꼽 주위로 두드리며 진행하라. 다리를 마사지할 때는 발에서 시작해 배꼽에서 끝낸다. 그러면 사마나가 집인 배꼽으로 들어간다. 마지막으로 배꼽에 시계방향 원으로 마사지하라(그림 43).

그림 43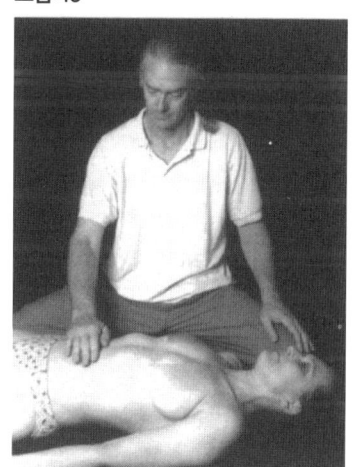

8. 비야나 바유는 중심부에서 피부로 움직이며 관절에 모여든다. 심장 부위에 조화의 원 동작을 행해라(그림 44). 비야나가 진정되면 온몸을

덮는 큰 원 동작이 될 때까지 원을 점점 크게 그린다(그림 45). 그리고 양쪽 팔다리를 작은 원 동작으로 골고루 마사지한다(그림 46). 관절에 특히 관심을 쏟고 몸이 매우 매끄럽도록 충분한 오일을 더하라.

9. 우다나는 위로 움직이며 우리의 영감(靈感)이다. 당신이 쁘라나를 발달시키고 있다면 우다나에 작업을 하는 것이다. 10장의 '목 풀기'부터 시작하라. 이 기술은 우다나를 직접 조화롭게 만든다. 목 풀기가 끝나면 오른손은 흉골에, 왼손은 머리와 목이 닿는 두개골 지점에 둔다. 이 자세로 5번 호흡하며 머물라(그림 47). 그리고 우다나를 평화롭게 하는 동작

그림 44

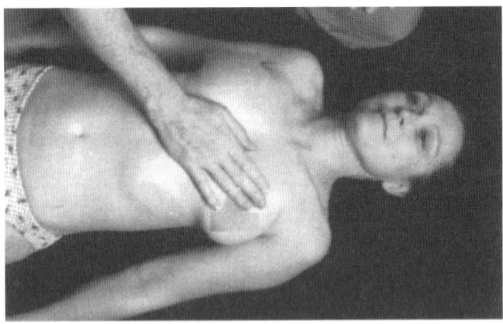

그림 45

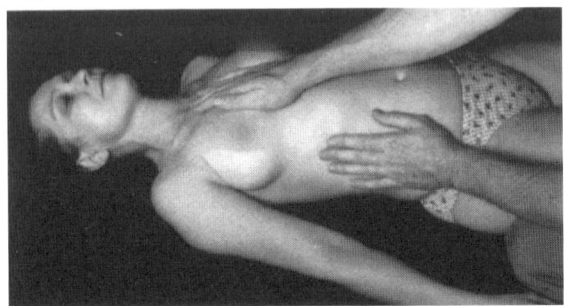

으로 작은 원을 그리며 날개뼈를 마사지하라(그림 48).

10. 쁘라나 바유에는 관자놀이와 관자놀이 관련 마르마를 마사지하면 좋다. 다음으로 미간을 마사지하라. 10번을 행할 때는 작고 조화로운 원 동작을 한다(그림 49). 이마에 한 손을, 다른 손은 머리와 목이 만나는 두개골 지점에 두라(그림 50). 이 자세로 5번 호흡하며 머문다. 두개골 지점의 손을 빼서 심장 부근에 둔다(그림 51). 이 자세로 쁘라나 바유가 조화로움이 느껴질 때까지 5번 호흡하며 머문다.

11. 이제 치골과 배꼽 사이 아빠나의 자리에 한 손을 두고, 한 손은 심장에 두라. 아빠나와 쁘라나가 안정됨을 느낄 때까지 5번 호흡하며 머문다.

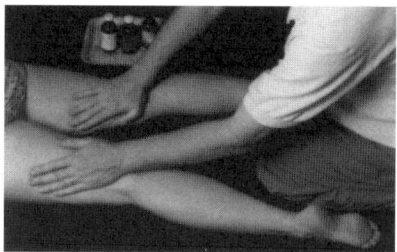

그림 46

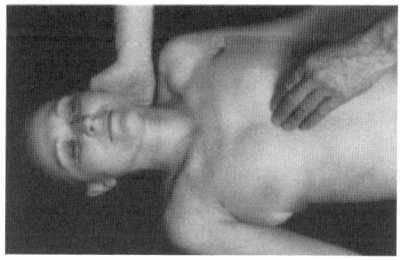

그림 47

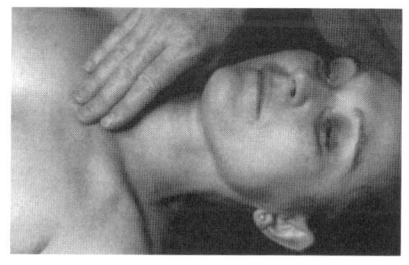

그림 48

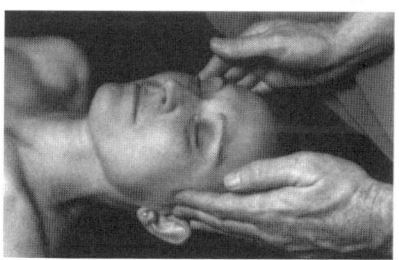

그림 49

11. 스네하나와 다른 방법들

이것은 다섯 바유의 자연스러운 운동을 따르는 간단한 방법이다. 다른 방법도 많지만 나는 내 몸이 이미 하고 있는 운동을 선호한다. 실천하고 민감성이 있다면 당신은 미묘한 흐름을 느낄 수 있을 것이다. 당신이 운이 좋고 쁘라나가 모습을 드러낸다면 당신의 인생과 작업이 완전히 바뀔 것이다.

방법을 적용하지 않는 실습

미묘한 구조와 진단, 오일과 허브를 통한 치료, 아유르베다 이론을 배운 후에는 모두 잊어버려라. 당신의 일부분으로 만든다면 생각할 필요가 없을 것이다. 단순히 그것들을 잊기만 한다면 영감에 의해 쉽게 작업할 수 있을 것이다. 이것은 아마도 마사지에 가장 좋은 방법일 것이다. 그러나 종종 치료사들은 성급하게 이 단계에 도달하려 한다.

아유르베다는 평생이 걸리는 공부이다. '아유'는 삶이라는 뜻이다. 삶이 고정되거나 완전히 알 수는 없는 것이다. 그래서 견고한 치료체계를 기반으로 익혀야 한다. 아유르베다의 건강관리는 세계에서 가장

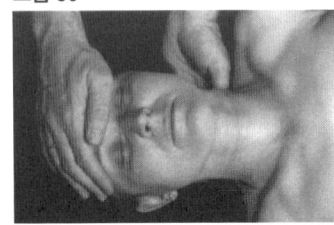

그림 50

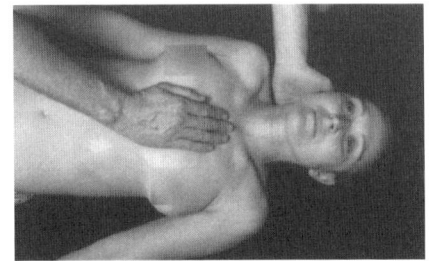

그림 51

포괄적이다. 그 포괄적인 아유르베다를 당신의 기반으로 삼으라. 기반이 익혀지면 손으로 하는 작업을 할 수 있다. 이것은 내 첫 번째 마사지 선생님이 내게 가르쳐 준 것이다. 그러나 이 영감의 작업이 꽃피게 되기까지는 몇 년이 걸렸다. 물론 내가 시작을 잘못하기는 했지만.

아유르베다의 지식과 경험을 더하면 당신의 마사지는 놀랍도록 향상될 것이다. 아유르베다를 배우는 데 드는 시간과 노력은 그보다 수천 배를 당신 자신의 건강과 마사지의 실로 갚는다. 나는 잘못해서 배우는 데 오랜 시간이 걸렸고 험난한 길을 골랐기에 당신에게 조언한다.

'방법을 쓰지 않는' 좋은 방법은 아유르베다에 체계적인 기반을 갖추는 것이다. 그리고 마사지할 때 그 기반에 대해 생각하지 않는다. '현재에 있기'라고도 불린다. 마사지에 있어서 중요한 것은 당신의 존재이다. 이 책이 당신이 마사지할 때 100% 존재하라는 메시지를 전달했다면 성공적이다. '현재에 있기'는 아유르베다와 당신의 영감을 넘치게 만든다. 오늘날 의료체계에서 이것이 빠져 있다는 것은 비극이지만.

이것은 아유르베다로 귀환하는 이유이며, 아유르베다가 수천 년을 이어 온 비결이다. 이것은 당신의 창조성이 스스로를 표현하도록 돕기 때문이다. 정확히 반대의 입장이 현대 의학에서 몇 세기를 걸쳐 횡행했다. 그런 의미에서 영감이 넘치는 의사들은 동료에 의해 기소되고, 의사들이 환자와 현재에 존재하지 않으며, 환자는 그것을 감지한다. 그들은 기계에 다름 아니다. 때때로 이런 태도가 마사지에도 연결된다. 다행스럽게도 이런 흐름이 바뀌고 있다. 아유르베다는 포괄적이고 논리적이고 유연한 체계를 이끌면서 새로운 의학 르네상스를 이룰 것이다. 당신 자신과 환자를 위해 그 일부가 되라.

당신의 손으로 하여금 일하게 하고 당신의 깊은 의식이 치유하도록 허용하는 것은 모든 형태의 현대 마사지의 목표이다. 이렇게 꽃피어나게 하는 열쇠는 마음과 자기발전이다. 그리고 이 과정의 열쇠는 쁘라나이다. 그래서 이 책에서 쁘라나를 그렇게 강조했다. 아유르베다 치료를 잘 이해했다면 소통을 통해 쁘라나가 작용하게 하라. 사랑이라는 진정한 치료 능력 또한 생길 것이다.

---

28) Joshi, Dr. Sunil V., *Aryurveda and Panchakarma*, Twin Lakes, WI: Lotus Press, 1996
29) Frawley, Dr. David, *Aryurvedic Healing: A Comprehensive Guide*, Salt Lake City, UT: Passage Press, 1989

부록 1

마르마 접촉점들

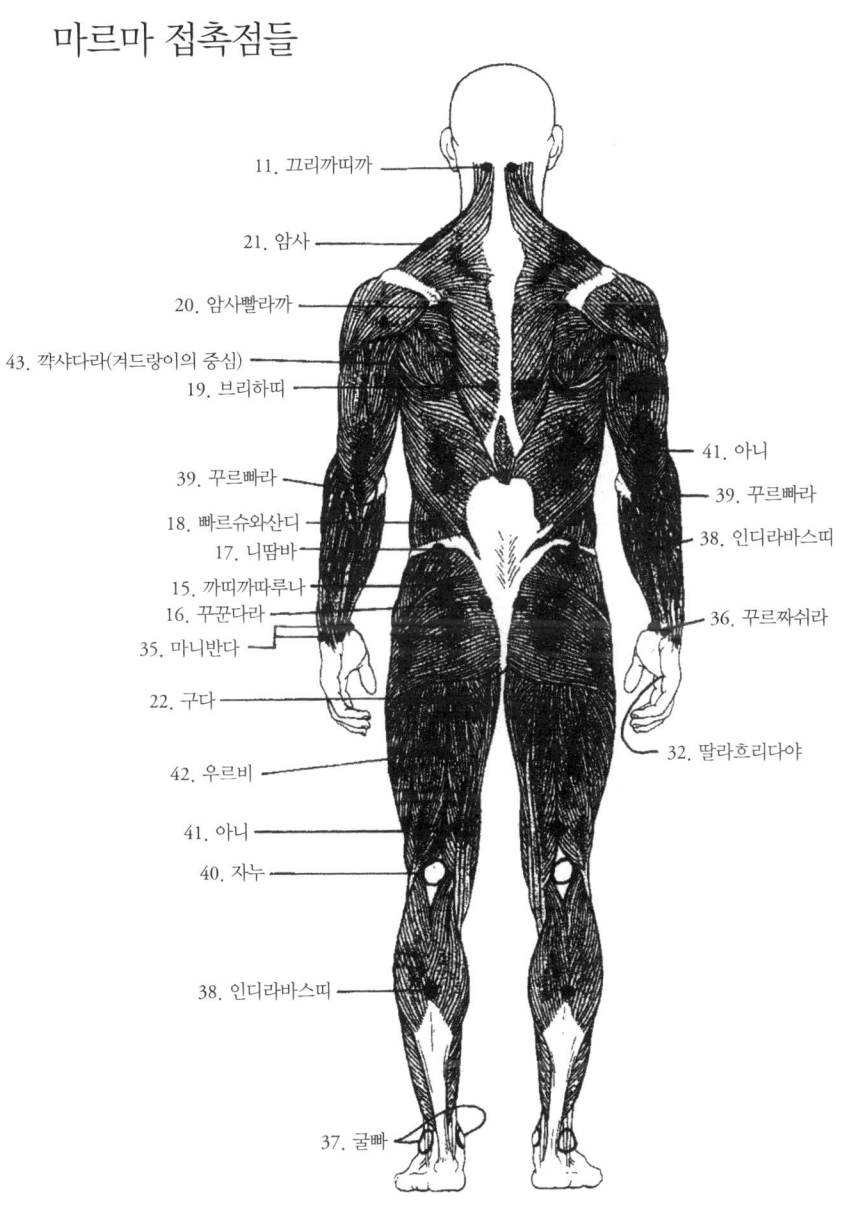

부록 205

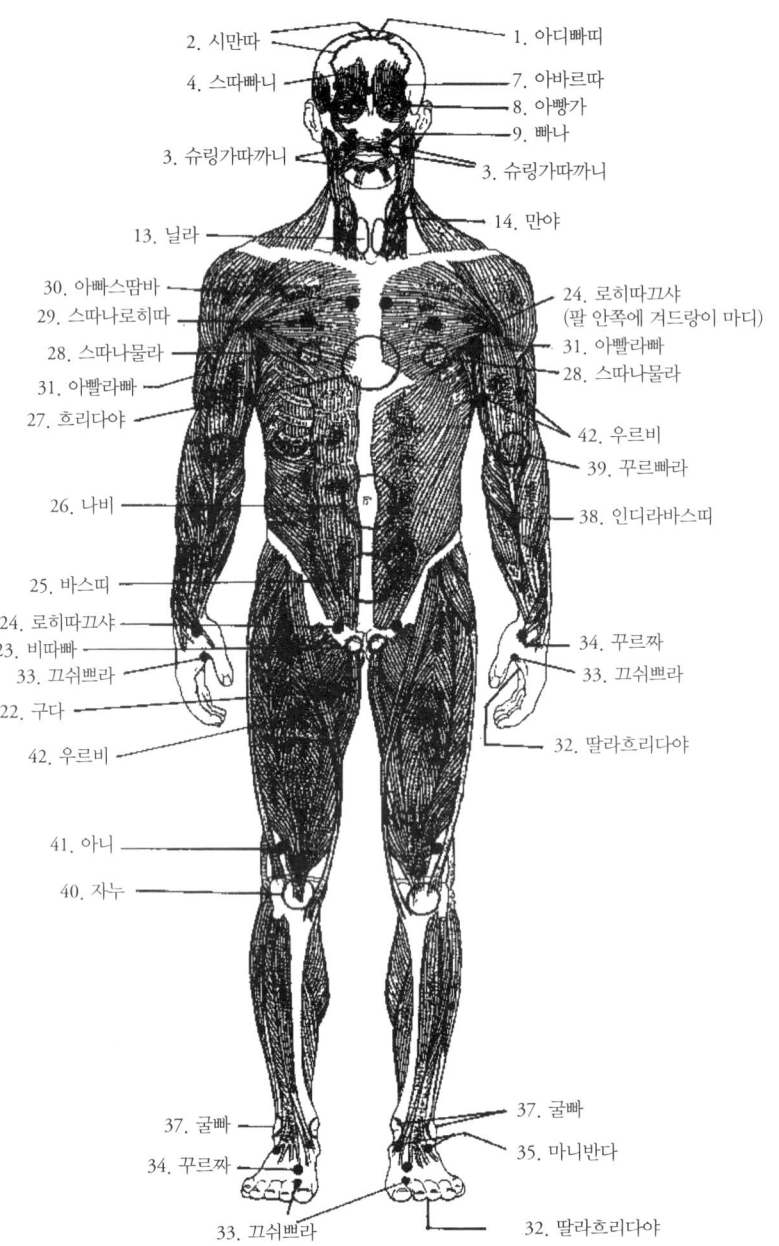

부록 2
인용문헌

Astanga Hrdayam, vols; Ⅰ-Ⅲ, trans. Murthy, Prof. K.R. Srikantha, Varanasi, India; Krishnadas Academy, 3rd ed. 1996

Atreya, *Practical Ayurveda: Secrets of Physical, Sexual & Spiritual Health*, York Beach, Me; Samuel Weiser, Inc. 1998

_____, *Prana: The Secret of Yogic Healing*, York Beach, Me; Samuel Weiser, Inc. 1996

Clifford, Terry, *Tibetan Buddhist Medicine and Psychiatry*, York Beach, ME: Samuel Weiser Inc., 1984

Dash, Dr. Bhagwan & Sharma, Dr. R.K., *Caraka Samhita* Varanasi, India: Chowkamba Series Office, 1992, 3 vols.

Dash, Dr. Bhagwan, *Massage Therapy in Ayurveda*, New Delhi, India: Concept Publishing Co., 1992

_____, *Five Specialised Therapies of Ayurveda*, New Delhi, India: Concept Publishing Co., 1992

_____, *Ayurvedic Cures For Common Diseases*, Delhi, India: Hind Pocket Books, 1993 4th ed.

_____, *Madanapala's Nighantu - Materia Medica*, New Delhi, India:

B. Jain Publishers, 1991

_____, *Ayurveda Saukhyam of Todarananda - Materia Medica*, New Delhi, India: Concept Publishing Co., 1980

Devaraj, Dr. T.L., *Speaking of: Ayurvedic Remedies for Common Diseases*, New Delhi, India: Sterling Publishers, 1985

Eight Upanishads, vols. I & III, trans. Swami Gambhirananda, Calcuta, India: Advaita Ashrama, 1992

Frawley, Dr. David, *Ayurvedic Healing: A Comprehensive Guide*, Salt Lake City, UT: Passage Press, 1989

_____, *Tantric Yoga and the Wisdom Goddesses*, Salt Lake City, UT: Passage Press, 1994

_____, *Ayurveda and the Mind; The Healing of Consciousness*, Twin Lakes, WI: Lotus Press, 1997

_____, *Astrology of the Seers*, Salt Lake City, UT: Passage Press, 1990

_____, *Gods, Sages and Kings; Vedic Secrets of Ancient Civilization*, Salt Lake City, UT: Passage Press, 1991

_____, & Lad, Dr. Vasant, *The Yoga of Herbs*, Twin Lakes, WI: Lotus Press, 1986

Heyn, Birgit, *Ayurvedic Medicine: The Gentle Strength of Indian Healing*, New Delhi, India: Indus — HarperCollins India, 1992

Johari, Harish, *Ayurvedic Massage*, Rochester, VT; Healing Arts Press, 1996

Joshi, Dr. Sunil V., *Ayurveda and Panchakarma*, Twin Lakes, WI; Lakes, WI; Lotus Press, 1984

Lad, Dr. Vasant, *Ayurveda: The Science of Self-Healing*, Twin Lakes, WI: Lotus Press, 1984

_____, *Secrets of the Pulse*, Albuquerque, NM: The Ayurvedic Institute, 1996

_____, & Frawley, Dr. David, *The Yoga of Herbs*, Twin Lakes, WI: Lotus Press, 1986

_____, & Lad, Usha, *Ayurveda Cooking for Self-Healing*, Twin Lakes, WI: Lotus Press, 1994

Miller, Dr. Light & Dr. Bryan, *Ayurveda & Aromatherapy*, Twin Lakes, WI: Lotus Press, 1995

Morningstar, Amadea, *The Ayurvedic Cookbook*, Twin Lakes, WI: Lotus Press, 1990

_____, *Ayurvedic Cooking for Westerners*, Twin Lakers, WI: Lotus Press, 1994

Nisargadatta, Maharaj, *I Am That*, Bombay, India: Chetana Ltd., 1991

_____, *Prior To Consciousness*, Durham, NC: Acorn Press, 1985

_____, *Seeds Of Consciousness*, Durham, NC: Acorn Press, 1990

_____, *Consciousness And The Absolute*, Durham, NC: Acorn Press, 1994

Pancadasi, Vidyaranya Swami, Madras, India, Ramakrishna Math, 1987

Poonja, Sri H.W.L., *The Truth Is*, San Anselmo, CA: Vidya Sagar Publications, 1998

_____, *Wake Up And Roar*, Vols. I & II, Kula, Maui, Hawaii: Pacific Center Pub, 1992

_____, *Papaji*, Ed. David Godman, Boulder, CO: Avadhuta Foundation, 1993

Ranade, Dr. Subhash, *Natural Healing Through Ayurveda*, Salt Lake City, UT: Passage Press, 1993

Ramana Maharishi, *Be As You Are,* Ed. David Godman, New Delhi, India: Penguin Books India, 1992

_____, *Talks With Sri Ramana Maharishi*, Trans. Swami Ramanananda, Tiruvannamalai, India: Sri Ramanasramam, 1984

Ramanananda, Swami, Trans., *Advaita Bodha Deepika*, Tiruvannamalai, India: Sri Ramanasramam, 1990

_____, Trans., *Tripura Rahasya*, Tiruvannamalai, India: Sri Ramanasramam, 1989

Ros, Dr. Frank, *The Lost Secrets of Ayurvedic Acupuncture*, Twin Lakes, WI: Lotus Press, 1994

Sachs, Melanie, *Ayurvedic Beauty Care*, Lotus Press, WI: Twin Lakes, 1994

Sharma, Dr. Priya Vrat, *Sodasangahrdayam - Essentials of Ayurveda*, Delhi, India: Motilal Banarsidass Publishers, 1993

Svoboda, Dr. Robert, *Prakruti: Your Ayurvedic Constitution*, Albuquerque, NM: Geocom Ltd., 1989

_____, *Ayurveda: Life, Health and Longevity*, New Delhi, India: Penguin Books India, 1993

_____, *Aghora: At the Left Hand of God*, Albuquerque, NM: Brotherhood of Life Publishing, 1986

_____, *Aghora II : Kundalini*, Albuquerque, NM: Brotherhood of Life Publishing, 1993

_____, *Aghora III : The Law of Karma*, Albuquerque, NM: Brotherhood of Life Publishing, 1997

Tierra, Michael, *Planetary Herbology*, Twin Lakes, WI: Lotus Press, 1988

_____, *The Way of Herbs*, New York, NY: Pocket Books, 1980

Tiwari, Maya, *Ayurveda: Secrets of Healing*, Twin Lakes, WI: Lotus Press, 1995

Vanhowten, Donald, *Ayurveda & Life Impressions Bodywork*, Twin Lakes WI; Lotus Press, 1997

Yoga Vasistha, "The Supreme Yoga" Vols. I & II, Swami Venkatesananda trans., Shivanandanagar, Uttar Pradesh, India: Divine Life Society, 1991

부록 3

용어풀이

아비양가(Abhyanga) 치료적이거나 일상적인 마사지.

아그니(Agni) 세 가지 우주적 주역 중 첫 번째; 불의 신; 소화의 불.

대증요법(Allopathy) 서양 의학, 현대 의학.

아빠나 쁘라나(Apana Prana) 다섯 쁘라나 중 하나. 아래로 내려가는 호흡이라고 불리는, 모든 배설을 조절하는 쁘라나. 복부 아래쪽에 위치한다.

최음제(Aphrodisiac) 생식기의 건강을 증진하는 모든 물질.

아쉬람(Ashram) 영적인 발달(그런 일이 드물게 일어나지만)에 헌신하는 장소.

아쉬땅가 흐르다얌(Astanga Hrdayam) 의학에 대한 세가지 고대의 아유르베다 문서 중 하나.

아뜨마(Atma) 개개인의 의식속의 자각이나 신.

아유르베다(Ayurveda) 세계에서 가장 오래된 의학 체계. 요가의 체계를 형성한 현자에 의해 전체적인 접근법이 발달되었다. 몸의 건강을 다루는 베다의 한 부분이다. 생명과학.

브림하나(Brimhana) 아유르베다에서 몸의 힘을 돋우고 강화시키는 치료법.

브람마(Brahma) 완전한 의식 상태에서의 자각, 의식의 세 가지 측면 중 하나, 창조자 또는 창조적인 측면. 신의 형상을 한 아유르베다의 창시자.

브람만(Brahman) 말로 설명하는 것이 가능하지 않은 것을 주로 묘사하는 말이다. 자주 존재, 의식, 행복, 또는 사트, 치트, 아난다로 불린다; 참자아.

브람민(Brahmin) 베다 사회의 사람들 중 학식이 있는 계급. 성직자.

브람마짜리야(Bramhacharya) 브라마의 체제 또는 명백하지 않은 실체.

짜라까 상히따(Caraka Samhita) 가장 오랫동안 보존된 아유르베다 문서; 의학에 관한 세 가지 고대 아유르베다 문헌 중 하나.

치(Chi) 쁘라나를 나타내는 중국어.

찌뜨(Chit) 의식.

자각(Consciousness) 책에서 언급한 것과 같이, 모든 현시의 실체 또는 근원.

체질(Constitution) 개개인의 독특한 세 가지 성질의 조합.

다뚜(Dhatu) 조직; 아유르베다에서는 혈장, 혈액, 근육, 지방, 뼈, 골수, 신경조직, 그리고 생식액인 일곱 가지 서로 다른 조직 단계가 있다.

도샤(Dosha) 산스끄리뜨어로 성질을 나타낸 것; 간단히: 불균형이나 결함을 초래할 것들이다.

활동 인상(Energetic Impressions) 산스끄리뜨에선 두 가지 종류인 바사나와 삼스

부록 213

까라라고 하는 잠재되어 있거나 무의식적인 또는 저장된 인상과, 최근의 정신적인 인상이 있다고 한다. 이 인상들은 미세한 몸에 저장된다; 요가는 이 인상들이 우리를 다른 삶으로 환생하게 하는 원인이라고 하고, 이 인상들이 의식의 표면을 덮도록 하지 않는다면 이 인상들은 쁘라나를 따라 우리가 마음이라 부르는 것을 창조한다.

탐구(Inquiry) 어디에 생각이 있고 어디에서 쁘라나가 생겨나는지 찾아내는 방법; "나는 누구인가"라는 질문; 라마나 마하리쉬와 슈리 푼자의 책을 보라.

다섯 요소들(Five elements) 물질적인 존재의 다섯 가지 상태: 부피, 유동성, 변형, 움직임, 그리고 그것들이 기능하는 범위; 흙, 물, 불, 공기, 에테르라고도 불린다.

물질의 다섯 상태(Five states of matter) 보통 다섯 요소들이라고 부르는 것이다.

기(Ghee) 질의 저하로부터 자유롭게 만들기 위해 요리하는 과정에서 나온 버터이다. 요리와 허브 약에 부형약으로 쓰인다.

구나(Guna) 특징, 지성의 속성; 삿뜨바, 라자스, 그리고 따마스인 세 가지 구나가 있다; 치료적인 허브 또는 다른 물질의 특성이다. 즉, 기름진 성질, 끈적한 성질, 건조한 성질 등등이다.

구루(Guru) 무지를 밝히는 자, 무지를 없애는 자; 실체 또는 창조의 근원을 아는 자; 스승; 중요 인물.

성질(Humor) 몸의 기능을 설명하는 독특한 개념; 몸에서 다섯 요소들을 하나로 모아 균형을 맞추는 힘; 바따(바람), 삣따(불), 그리고 까빠(물)의 세 가지 성질이 있다. 그리고 사람들에게 종종 부족한 '유머 감각'이라고 하는 네 번째 성질이 있다―이는 발달시킬 만한 가치가 있는 것이다.

까빠(Khapa) 세 가지 성질 중의 하나; 물과 흙의 요소를 통제한다.

까르마(Karma) 행동, 반응이 있는 모든 행동들의 우주적 법칙; '좋거나 나쁜' 까르마라는 것은 없다; 몸 안의 허브 또는 다른 물질의 일반적인 치료적 작용이다.

기(Ki) 쁘라나를 나타내는 일본어.

꾼달리니(Kundalini) 특별한 수련에 의해 활성화되지 않는 한 몸에서 잠복해 잠들어 있는 최초의 쁘라나; 주의: 이 수련은 적합한 스승에게 관리받지 않는 한 위험하다.

랑하나(Langhana) 아유르베다에서의 체중 감량법.

잠재 인상(Latent Impression) 활동 인상을 바라보는 것.

생명력(Life Force) 쁘라나의 다른 이름, 특별히 몸 안에 다섯 가지가 있다.

만뜨라(Mantra) 소리의 과학, 각 쁘라나의 올바른 소리를 사용함으로써 조화를 이룰 수 있다. – 마음도 그러하다.

마르마(Marma) 쁘라나의 흐름을 자극하는 몸의 민감한 접촉점. 아유르베다의 지압 요법과 침술법의 요점.

마야(Maya) 모든 것이 신으로부터 분리되면서 존재하게 되었다고 하는 환영.

경락(Meridians) 몸 안에 있는 쁘라나의 통로, 요가에서는 나디라고 한다.

마음(Mind) 의식을 통해 움직이는 생각, 연속성에 대한 환영을 주는 것; 쁘라나와 바사나의 조합.

나디(Nadi) '경락'을 보라.

마음 없음(No-Mind) 생각이 움직이지 않는 것, 완전한 자각, 절대자와 혼동하지 말라. 이 지점에서도 개아는 여전히 고요히 존재할 수 있고, 개인이 순수한 의식 안으로 녹아들어가기 전까지 마음이 사라진 상태를 많이 경험할 수도 있다.

오자스(Ojas) 음식의 핵심; 면역 체계의 기초; 우리는 심장 중심의 여덟 방울의 오자스와 함께 태어났고, 만약 이것이 감소한다면 죽음이 일어난다; 모든 조직 요소들의 결과인 두 번째 오자스도 있고 이의 양은 변할 수도 있다. 그럼에도 불구하고 이것이 감소할 땐 질병이 나타난다. (참조문헌: 짜라까 상히타(Caraka Samhita) Vol. Ⅰ Pg. 594).

빤짜 까르마(Pancha karma) 다섯 가지 행위들; 아유르베다에서의 다섯 가지 체중 감량법.

빠랍다(Parabdha) 잔여 까르마 또는 행위; 까르마는 몸/마음의 현시와 관련이 있고, 다른 말로 하자면 몸을 가지고 있는 동안에는 빠랍다 까르마가 계속된다는 것이다.

삣따(Pitta) 세 가지 성질 중 하나; 불과 물의 요소를 통제한다.

쁘라끄루띠(Prakruti) 의식의 동적인 에너지; 타고난 체질, 천성.

쁘라나(Prana) pra = 전의(before), ana = 숨(breath); 생명력; 바유; 기(Qi), 기(Ki), 치(Chi); 이것은 지성(아그니)과 사랑(소마)과 함께 순수한 의식의 실체에서 발생하여 개별화된 의식을 창조한다. 인간의 몸엔 다섯 가지의 주요 쁘라나가 있는데 그것은 쁘라나, 아빠나, 사마나, 우다나 그리고 비야나이고, 그들은 우주적 쁘라나와 라자스 구나에서 발생한다. 몸 안의 다섯 쁘라나 중 가장 중요한 부분은 외부로 향한 숨이라고 불리며 머리와 가슴에 존재한다.

쁘라나야마(Pranayama) 마음과 쁘라나를 조절하는 데 사용되는 호흡 통제 방법, 그것에 의해 육체적으로, 정신적으로 건강해진다. 반드시 자격 있는 스승과 함께 수련해야 한다.

쁘라닉 힐링(Pranic Healing) 쁘라나를 직접 조화시키는 치료 방법.

뿌루샤(Purusha) 의식의 드러나지 않는 측면; 진공 공간.

기(Qi) 쁘라나의 다른 이름.

라자스(Rajas) 세 가지 구나 중 한가지; 행동, 움직임, 명민함, 활기, 공격성, 화난 마음, 성취, 그리고 강렬한 감정들.

라마(Rama) 바시슈따 문하생이자 요가 바시슈따에 대한 가르침을 받는 학생, 화신, 비슈누의 현현 중 하나, 우주를 보호하는 힘, 인도의 대서사시인 라마야나의 주인공, 구체화된 순수한 의식.

사마나 쁘라나(Samana prana) 몸 안의 다섯 쁘라나 중 하나, 배꼽 부위에 존재하고, 평등화시키는 쁘라나라고 불린다.

삼사라(Samsara) 우리가 신으로부터 분리되었다는 개념; 고통; 환영.

삼스까라(Samskaras) 선천적인 활동적인 마음, 활동 인상이라고 볼 수 있다.

삿뜨바(Sattva) 세 가지 구나 중 하나, 청정, 평화, 고요함, 아름다움, 행복, 온화한 순종적인 마음, 그리고 안정적인 감정들.

삿뜨빅 식품(Sattvic diet) 삿뜨바 성질을 촉진시키는 식품; 우유, 바스마티 쌀, 뭉콩, 그리고 과일과 같은 매우 부드럽고 영양을 주는 음식.

참나(Self) 순수 의식의 또 다른 이름, 브람만 또는 모든 이원성의 실체라고도 불린다. 즉, 창조; 우리의 진정한 본성, 그러므로 "자기"라고 한다.

샥띠(Shakti) 우주적 쁘라나.

쉬바(Shiva) 순수 의식; 신과 같은 의식의 세 가지 측면 중 하나, 파괴자.

싯디(Sidhi) 초능력.

스네하나(Snehana) 오일을 사용한 치료법 중의 한 부분으로서 오일을 사용하는 마사지; 일반적으로 빤짜 까르마를 위한 준비 단계로 이용된다.

소마(Soma) 넥타(Nectar), 신주(神酒); 오자스와 까빠의 최고로 미묘한 정수, 신의 소마는 사랑과 조화를 의미한다.

스로따스(Srotas) 혈액, 공기, 그리고 생각과 같은 물질을 옮기는 아유르베다 체계의 경로.

실체(Substratum) 이것과 같다: 절대적인 것, 순수 의식, 사랑, 브람만, 아뜨만, 자기, 또는 근원.

수슈루따 상히따(Sushruta Samhita) 의학에 관한 세 가지 고대 아유르베다 문서 중 하나.

따마스(Tamas) 세 가지 구나 중 하나; 불활동, 둔감함, 우울한, 공허한, 어리석은, 게으른, 절망, 그리고 자기파괴적인 감정들.

딴뜨라(Tantra) 모든 것들이 우리를 신성함으로 이끈다고 믿으면서 물질적인 세상의 모든 측면을 완전히 받아들인 길, 성스런 어머니를 숭배함, 종종 성적인 수

련으로 혼동되기도 한다.

경험(Taste) 몸에 모든 물질을 사용하는 치료적 행위의 시작.

떼자스(Tejas) 삣따의 미세한 형태, 마음의 식별력.

뜨리꾸뚜(Trikutu) 까빠에게 아주 좋은 소화력과 아그니를 활발하게 하는 유명한 아유르베다의 처방.

뜨리빨라(Triphala) 신체를 회춘시키는 유명한 아유르베다의 처방, 소화력을 증진시키며, 모든 소화 기관들을 조화시킨다.

우다나 쁘라나(Udana Prana) 위쪽을 향해 움직이는 숨이라고 불리는 몸 안의 다섯 쁘라나 중 하나; 이는 목에 위치하고 있다. 꾼달리니 요가가 모든 영혼의 힘을 사용하면서 이 쁘라나를 계발한다.

바끄루띠(Vakruti) 쁘라끄루띠를 감싸고 있는 현재의 체질.

바사나(Vasanas) 잠재적인 활동 인상, 활동 인상이라고도 한다.

바시슈따(Vasishta) 베다에서 최고로 저명한 현자, 일곱 불사의 선각자 중 한 명, 요가 바시슈따의 출처.

바따(Vata) 세 가지 성질 중 하나, 바람(공기)과 에테르 요소를 통제한다.

바유(Vayu) 바람의 신, 바따의 다른 이름, 쁘라나의 또 다른 이름.

베다(Vedas) 글자 뜻 그대로 지식을 의미하지만, 여기서는 지식의 책을 의미하는데 쓰였다. 세계에서 가장 오래된 책, 총 네 권의 베다가 있다.

위빠까(Vipaka) 허브 또는 다른 물질로 인한 장기간의 영향.

비르야(Virya) 허브 또는 다른 물질의 효력(격렬하거나 미미하거나).

비슈누(Vishnu) 순수한 사랑으로서의 의식; 세상을 보호하고 보존하는 의식의 측면; 신으로서 그는 일곱 가지 주요 형태가 있고 그 중 라마와 크리슈나가 가장 유명한 두 형태이다.

비야나 쁘라나(Vyana Prana) 모든 다른 쁘라나와 몸을 통합하는, 평등화하는 힘이라고 불리는 몸 안의 다섯 쁘라나 중 하나.

얀뜨라(Yantra) 기하학적 도형의 형태로 변형되는 음 또는 음절. 보통은 금속 판이나 돌에 새긴다.

요가(Yoga) 합일. 본래의 근원으로 돌아가도록 이끄는 것 중 하나; 일반적으로 길, 또는 신성함으로 이끄는 수련의 의미로 이해된다. 하따 요가 또는 아사나에 한정되지 않는다.

부록 4
허브 소사전

라틴 이름을 알파벳순으로 나열함

라틴어	인도어	영어
Acora calamus	Vacha	Calamus
Angle marmelos	Bilva	none
Asafoetida	Hing	Asafoetida
Asparagus adscendens	Safed Mushali	White Asparagus
Asparagus recemosus	Shatavri	Asparagus
Asphaltum	Shilajit	Mineral Pitch
Azadiracta Indica	Neem	Neem
Bambusa arundinacia	Vamsha Rochana	Bamboo Manna
Berberis arista	Daru Haldi	Wood Turmeric
Boerhaavia diffusa	Punarnava	Hog Weed
Brssica alba	Svetasarisha	Mustard (White)
Caryophyllus aromaticus	Lavanga	Clove
Cinnamomum iners	Tejpatra	Tamala
Cinnamomum zeylanicum	Dalchini	Cinnamon
Cocus nucitera	Tranaraj	Coconut
Commiphora mukul	Guggulu	Guggulu
Convolvolos pluricaulis	Shankpushpi	Shankpushpi
Coriandrum sativum	Dhanyaka	Coriander
Crocus sativus	Kesar	Saffron
Cumimum cyminum	Safed Jerra	White Cumin
Curcuma longa	Haldi	Turmeric
Cyperus rotundus	Musta	Nut Grass
Eclipta alba	Bhringraj	Eclipta
Ellataria cardamomum	Elacihi	Cardamom
Embelia ribes	Vdanga	Embelia
Emblica officinalis	Amalki	Indian Goosebrry
Foeniculum vulgare	Bari Saunf	Fennel

Glycyrrhiza glabra	Mulethi	Licorice
Helianthus annuus	Arkakantha	Sunflower
Hemidesmus indicus	Anantmool	Indian Sarsaparilla
Hydrocotyle asiatica	Brahmi	Gotu Kola
Mucuna pruriens	Kaunch	Cowhage
Myristica fragrans	Jaiphal	Nutmeg
Nardostachys jatamansi	Jatamansi	Spikenard
Nelumbo nucifera	Kamal Bees	Lotus Seeds
Nigella sativa	Kali Jerra	Black Cumin
Ocimum sanctum	Tulsi	Holy Basil
Olea europaea	none	Olive
Picrorrhiza kurroa	Kutki	Picrorrhiza
Piper longum	Pippli	Long Pepper
Piper nigrum	Kalimirch	Black Pepper
Plumbago zeylanica	Chitrak	Ceylon Leadwort
Polygonatum officinale	Meda	Solomon Seal
Prunus amygdalus	Badam	Almond
Pterocarpus santalinis	Rakta Chandana	Red Sandalwood
Ricinus communis	Eranda	Castor bean or oil
Rubia cordifolia	Manjishta	Indian Madder
Santalum alba	Chandana	Sandalwood
Sesamun indicum	Tila	Sesame
Sida cordifolia	Bala	Country Mallow
Solanim indicum	Brihati	none
Sweria chirata	Chiraita	Indian Gentian
Terminalia belerica	Bibhitaki	Beleric myrobalan
Terminalia chebula	Haritaki	Chebulic myrobalan
Tinispora cordifolia	Guduchi	Amrita
Tribulis terrestris	Gokshura	Caltrops
Valeriana wallichi	Thagara	Indian Valerian
Withania somnifera	Ashwagandha	Winter Cherry
Zea mays	Yavanala	Corn
Zingiber officinale	Sunthi	Ginger

인도 이름을 알파벳순으로 나열함

라틴어	인도어	영어
Emblica offinicalis	Amalaki	Indian Gooseberry
Hemidesmus indicus	Anantmool	Indian Sarsaparilla
Helianthus annuus	Arkakantha	Sunflower
Withania somnifera	Ashwagandah	Winter Cherry
Prunus amygdalus	Badam	Almond
Sida cordifolia	Bala	Country Mallow
Foeniculum vulgare	Bari Saunf	Fennel
Eclipta alba	Bhringraj	Eclipta
Terminalia belerica	Bibhitaki	Beleric myrobalan
Angle marmelos	Bilva	none
Hydrocotyle asiatica	Brahmi	Gotu Kola
Solanum indicum	Brihati	none
Santalum alba	Chandana	Sandalwood
Swertica chirata	Chiraita	Indian Gentian
Plumbago zeylanica	Chitrak	Wood Turmeric
Berberis arista	Daru Haldi	Ceylon Leadwort
Coriandrum sativum	Dhanyaka	Coriander
Cinnamomum zeylanicum	Dalchini	Cinnamon
Ellataria cardamomum	Elachihi	Cardamom
Ricinus communis	Eranda	Castor bean or oil
Tribulis terrestris	Gokshura	Caltrops
Tinispora cordifolia	Guduchi	Amrita
Commuphora mukul	Guggulu	Guggulu
Curcuma longa	Haldi	Turmeric
Terminalia chebula	Haritaku	Chebulic myrobalan
Asafoerida	Hing	Asafoetida
Myristica fragrans	Jaiphal	Nutmeg
Nardostachys jatamansi	Jatamansi	Spikenard
Nigella sativa	Kali Jerra	Black Cumin
Ppiper nigrum	Kalimirch	Black Pepper

Nelumbo nucifera	Kamal Bees	Lotus Seeds
Mucuna pruriens	Kaunch	Cowhage
Crocus sativus	Kesar	Saffron
Picrorrhiza Kurroa	Kutki	Picrorrhiza
Caryophyllus aromaricus	Lavanga	Clove
Rubia cordifolia	Manjishta	Indian Madder
Polygonatum offinicale	Meda	Solomon Seal
Glycyrrhiza glabra	Mulethi	Licorice
Cyperus rotundus	Musta	Nut Grass
Azadiracta indica	Neem	Neem
Piper longum	Pippli	Long Pepper
Boerhaavia diffusa	Punarnava	Hog Wood
Pterocarpus santalinus	Rakta Chandana	Red Sandalwood
Cumimum cyminum	Safed Jerra	White Cumin
Asparagus adescendens	Safed Mushali	White Asparagus
Asparagus racemosus	Shatavri	Asparagus
Convolvolos Pluricaulis	Shankpushpi	Shankpushpi
Asphaltum	Shilajit	Mineral Pitch
Zingiber officinale	Sunthi	Ginger
Brassica alba	Svetasarisha	Mustard (White)
Cinnamomum iners	Tejpatra	Tamala
Valeriana wallichi	Thagara	Indian Valerian
Sesamun indicum	Tila	Sesame
Cocus nucifera	Tranaraj	Coconut
Ocimum sanctum	Tulsi	Holy Basil
Acora calamus	Vacha	Calamus
Bambusa arundinacia	Vamsha Rochana	Bamboo Manna
Embelia ribes	Vidanga	Embelia
Zea mays	Yavanala	Corn

영어 이름을 알파벳순으로 나열함

라틴어	인도어	영어
Prunus amygdalus	Badam	Almond
Tinispora cordifolia	Guduchi	Amrita
Asafoerida	Hing	Asafoerida
Asparagus racemosus	Shatavri	Asparagus
Bambusa arundinacia	Vamsha Rochana	Bamboo Manna
Terminalia belerica	Bibhitaki	Beleric myrobalan
Nigella sativa	Kali Jerra	Black Cumin
Piper nigrum	Kalimirch	Black Pepper
Acora calamus	Vacha	Calamus
Tribulis terrestris	Gokshura	Caltrops
Ellataria cardamomum	Elacihi	Cardamom
Ricinus communis	Eranda	Castor bean or oil
Plumbago zeylanica	Chitrak	Ceylon Leadwort
Terminalia chebula	Haritaki	Chebulic myrobalan
Cinnamomum zeylanicum	Dalchini	Cinnamon
Caryophyllus aromaticus	Lavanga	Clove
Cocus nucifera	Tranaraj	Coconut
Coriandrum saticum	Dhanyaka	Coriander
Zea mays	Yavanala	Corn
Sida cordifolia	Bala	Country Mallow
Mucuna pruriens	Kaunch	Cowhage
Eclipta alba	Bhringraj	Eclipta
Embelia ribe	Vidanga	Embelia
Foeniculum vulgare	Bari Saunf	Fennel
Zingiber officinale	Sunthi	Ginger
Hydrocotyle asiatica	Brahmi	Gotu Kola
Commuphora mukul	Guggulu	Guggulu
Boerhaavia diffusa	Punarnava	Hog Wood
Ocimum sanctum	Tulsi	Holy Basil
Swertia chirata	Chiraita	Indian Gentian

Emblica officinalis	Amalaki	Indian Gooseberry
Rubia cordifolia	Manjishta	Indian Madder
Hemidesmus indicus	Anantmool	Indian Sarsaparilla
Valeriana wallichi	Thagara	Indian Valerian
Glycyrrhiza glabra	Mulethi	Licorice
Nelumbo nicifera	Kamal Bees	Lotus Seeds
Piper longum	Pippli	Long Pepper
Asphaltum	Shilajit	Mineral Pitch
Brassica alba	Svetasarisha	Mustard (White)
Azadiracta indica	Neem	Neem
Cyperus rotundus	Musta	Nut Grass
Myristica fragrans	Jaiphal	Nutmeg
Picrorrhiza kurroa	Kutki	Picrorrhiza
Olea europaea	none	Olive
Pterocarpus santalinus	Pakta Chandana	Red Sandalwood
Crocus sativus	Kesar	Saffron
Santalum alba	Chandana	Sandalwood
Sesamun indicum	Tila	Sesame
Convolvolos pluricaulis	Shankpushpi	Shankpushpi
Polygonatum officinale	Meda	Solomon Seal
Nardostachys jatamansi	Jatamansi	Spikenard
Helianthus annuus	Arkakantha	Sunflower
Cinnamomum iners	Tejpatra	Tamala
Curcuma longa	Haldi	Turmeric
Asparagus adescendens	Safed Mushali	White Asparagus
Cumimum cyminum	Safed Jerra	White Cumin
Withania somnifera	Ashwagandha	Winter Cherry
Berberis arista	Daru Haldi	Wood Turmeric

부록 5
아유르베다 관련 자료 출처

방향요법(아로마테라피) 비디오 & 통신 교육 프로그램

Michael Scholes (founder of aroma Vera)
3384 south Robertson Pl.
Los Angeles, CA 90034
Ph: 800-677-2368

Jeanne Rose Aromatherapy & Herbal Healing Intensives
Attn: Jeanne Rose
219 Carl Street
San Francisco, CA 94117

London School of Aromatherapy
P.O. Box 780
London NW5 1DY
England

Pacific Institute of Aromatherapy
Attn: Kurt Schnaubelt
P.O. Box 8723
San Rafael, CA 94903
Ph: 515-479-9121

Quintessence Aromatherapy
Attn: Ann Berwick
P.O. Box 4996
Boulder, CO 80306
Ph: 303-258-3791

아유르베다 센터들과 프로그램들

Australian Institute of Ayurvedic Medicine
19 Bowey Avenue
Engield S.A. 5085
Australia
Ph: 08-349-7303

Australian School of Ayurveda
Dr. Krishna Kumar, MD, FILM
27 Blight Street
Ridleyton, South Australia 5008
Ph: 08-346-0631

Ayur-Veda AB
Box 78, 285 22 Markaryd
Esplanaden 2
Sweden

0433-104 90 (Phone)
0433-104-92 (Fax)
E-Mail: info@ayurpveda.se

Ayurveda for Radiant
Health & Beauty
16 Espira Court
Santa Fe, NM 87505
Ph: 505-466-7662

Ayurvedic Healing Arts Center
16508 Pine Knoll Road
Grass Valley, CA 95945
Ph: 916-274-9000

Ayurvedic Healings
Dr's Light & Bryan Miller
P.O. Box 35214
Sarasota, FL 34242
Ph: 941-346-3581

Ayurvedic Holistic Center
82A Bayville Ave.
Bayville, NY 11709

The Ayurvedic Institute and
Wellness Center
11311 Menaul, NE
Albuquerque, NM 87112
Ph: 505-291-9698
Fax: 505-294-7572

Ayurvedic Living Workshops

P.O. Box 188
Exeter, Devon EX4 5AB
England

California College of Ayurveda
1117A East Main Street
Grass Valley, CA 95945
Ph: 530-274-9100
Web: ayurvedacollege.com
E-mail: info@ayurvedacollege.com
아유르베다의 임상 훈련을 함.

Center for Mind, Body Medicine
P.O. Box 1048
La Jolla, CA 92038
Ph: 619-794-2425

The Chopra Center for Well Being
7590 Fay Avenue
Suite 403
LaJolla, CA 92037
Ph: 619-551-7788
Fax: 619-551-7811

John Douillard --- Life Spa,
Rejuvenation through Ayur-Veda
3065 Center Green Dr.
Boulder, CO 80301
Ph: 303-442-1164
Fax: 303-442-1240

East West College of Herbalism
Ayurvedic Program

Represents courses of Dr. David
Frawley and Dr. Michael Tierra
in UK
Hartswood, Marsh Green,
Hartsfield
E. Sussex TN7 4ET
United Kingdom
Ph: 01342-822312
Fax: 01342-826346
E-Mail: ewcolherb@aol.com

EverGreen Herb Garden and
Learning Center, Candis
Cantin Packard
P.O. Box 1445,
Placerville CA 95667
Ph. and Fax: 530-626-9288
E-Mail: evergreen@innercite.com

Himalayan Institute
RR1, Box 400
Honesdale, PA 18431
PhL 800-822-4547
E-Mail: earthess@aol.com
Web: ayurvedichealing.com

Inside Ayurveda --- Bi-monthly,
independent publication for
ayurvedic professionals.
A. Niika Quistgard
P.O. Box 3021
Quincy CA 95971-3021
Ph: 530-283-3717

E-Mail: ohlife@inreach.com

Institute for Wholistic Education
33719 116th Street
Box AM
Twin Lakes, WI 53181
Ph: 262-877-9396

Rocky Mountain Ayurveda
Health Retrat
P.O. Box 5192
Pagosa Springs, CO 81147
Ph: 800-247-9654 or 970-264-9224
E-Mail: valentines@ayurveda-retreat.com
Web: www.ayurveda-restrea.com/rockymountian

초급과 상급 아유르베다 통신교육과정들

Integrated Health Systems
3855 Via Nova Marie, #302D
Carmel, CA 93923
Ph: 408-476-5130

International Academy of Ayurved
NandNandan, Atreya Rugnalaya
M.Y. Lele Chowk
Erandawana, Pune: 411 004, India
Ph/Fax: 91-212-378532/524427
E-Mail: acilele@hotmail.com

International Ayurvedic Institute

111 Elm Street
Suite 103−105
Worvester, MA 01609
Ph: 508−755−0618
Fax: 508−770−0618
E−Mail: ayurveda@hotmail.com

International Federation of
Ayurveda −−− Dr. Krishna Kumar
27 Blight Street
Ridleyton S.A. 5008
Australia
Ph: 08−346−0631

Kaya Kalpa International
Dr. Raam Panday
111 Woodster Rd.
Satto, NY 10012

Life Impressions Institute
Attn: Donald VanHowten, Director
613 Kathryn Street
Santa Fe, NM 87501
Ph: 505−988−2627

Light Institute of Ayurveda
Dr's Bryan & Light Miller
P.O. Box 35284
Sarasota, FL 34242
E−Mail: earthess@aol.com
Web: ayurvedichealings.com

Lotus Ayurvedic Center

4145 Clares St. Suite D
Capitola CA 95010
Ph: 408−479−1667

Maharishi Ayurved at the Raj
1734 Jasmine Avenue
Fairfield, IA 52556
Ph: 800−248−9050
Fax: 515−472−2496

Maharishi Helath Center
Hale Clinic
7 Park Crescent
London, W14 3H3
England

Natural Therapeutics Center
Surya Daya
Gisingham, Nr. Iye
Suffolk, England

New England Institute of
Ayurvedic Medicine
111 N. Elm Street
Suites 103−105
Worcester, MA 01609
Ph: 508−755−3744
Fax: 508−770−0618
E−Mail: ayurveda@hotmail.com

Rocky Mountain Ayurveda
Helath Retreat
P.O. Box 5192

Pagosa Springs, CO 81147
Ph: 800-247-9654 or 970-264-9224
E-Mail:
valentines@ayurveda-retreat.com
Web: www.ayurveda-retreat.com/
rockymountain

European Institue of Vedic Studies
Atreya Smith, Director
Ceven Point N? 230
4 bis rue Taisson
30100 Ales, France
Fax: 33-466-60-53-72
E-Mail: atreya@compuserve.com
Web: www.atreya.com

Victoria Stern, N.D.
P.O. Box 1814
Laguna Beach, CA 92652
Ph: 714-494-8858

Vinayak Ayurveda Center
2509 Virginia NE, Ste D
Albuquerque, NM 87110
Ph: 505-296-6522
Fax: 505-298-2932
Web: ayur.com

Wise Earth School of Ayurveda
Attn: Bri. Maya Tiwari
RR1 Box 484
Candler, NC 28715
Ph: 704-258-9999

지도자와 아유르베다 개업의 양성 프로그램만을 운영.

아유르베다 화장품 회사들

Auroma International
P.O. Box 1008
Dept. AM
Silver Lake, WI 53170
Ph: 262-889-8569
Fax: 262-889-8591
오로시카 향, 찬드리카 아유르베다 비누와 허브로 만든 베딕 아유르베다 제품 수입자겸 최고 배급업자.

Bindi Facial Skin Care
A Division of Pratima Inc.
109-17 72nd Road
Lower Level
Forest Hills, New York 11375
Ph: 718-268-7348

Devi Inc. (for Shivani product line)
Attn: Anjali Mahaldar
P.O. Box 377
Lancaster, MA 01523
Ph: 800-237-8221
Fax: 508-368-0455

Gajee Herbals
The Khenpo Company
Attn: Gayatri Company
17595 Harcard St., C531

Irvine, CA 92714
Ph: 714-20-6027

Internatural
33719 116th St.
Box AM
Twin Lakes, WI 53181 USA
800-643 4221 (toll free order line)
262-889 8581 (office phone)
262-889-8591 (fax)
E-Mail:
internatural@lotuspress.com
Web: www.internatural.com
(100%) 에센셜 오일, 허브, 향신료, 보충제, 허브 치료약, 향, 책과 그 밖의 다른 물건들을 우편 주문을 통한 소매업과 인터넷을 통한 재판매를 한다.

Lotus Brands, Inc.
P.O. Box325
Dept, AM
Twin Lakes, WI 53181
Ph: 262-889-8561
Fax: 262-889-8591
E-Mail:
lotusbrands@lotuspress.com
개인을 위한 자연적인 관리와 허브 생산품, 마사지 오일, (100%) 에센셜 오일, 향과 아로마테라피 상품들의 생산자겸 배급자.

Lotus Light Enterprises
P.O. Box 1008
Dept. AM
Silver Lake, WI 53170 USA
800-548 3824 (toll free order line)
262-889 8501 (office phone)
262-889 8591 (fax)
E-Mail: lotuslight@lotuspress.com
(100%) 에센셜 오일, 허브, 향신료, 보충제, 허브 치료약, 향, 책들과 그 밖의 상품들의 도매 배급자. 10,000 이상의 상품들의 카탈로그를 얻기 위해 반드시 추가 판매 증명서 번호 또는 개업자 허가증을 지급해야 한다.

Siddhi Ayurvedic Beauty Products
C/O Vinayak Ayurveda Center
2509 Virginia NE, Suite D
Albuquerque, NM 87110
Ph: 505-296-6522
Fax: 505-298-2932

Swami Sada Shiva Tirtha
Ayurvedic Holistic Center
82A Bayville Avenue
Bayville, NY 11709
Ph/Fax: 516-628-8200

TEJ Beauty Enterprises, Inc. (an Ayurvedic Beauty Salon)
162 West 56th St. Rm 201
New York, NY 10019
(owner: Pratima Raichur, founder of Bindi)
Ph: 212-581-8136

아유르베다 허브 공급자들

Auroma International
P.O. Box 1008
Dept. AM
Silver Lake, WI 53170
Ph: 262-889-8569
fax: 262-889-8591
오로시까 향, 짠드리까 아유르베다 비누와 허브로 만든 베딕 아유르베다 상품의 수입자 겸 최고 배급자.

Ayur Herbal Corporation
P.O. Box 6390
Santan Fe, NM 87502
Ph: 262-889-8569

Ayurveda Center of Santa Fe
1807 Second St., Suite 20
Santa Fe, NM 87505
Ph: 505-983-8898

Ayush Herbs, Inc.
10025 N.E. 4th Street
Bellvue, WA 98004
Ph: 800-925-1371

Banyan Trading Company
Traditional Ayurvedic Herbs - Wholesale
P.O. Box 13002
Albuquerque, NM 87192
Ph: 505-244-1880;
800-953-6424
Fax: 505-244-1878

Bazaar of India Imports, Inc.
1810 University Avenue
Berkeley, CA 94703
Ph: 800-261-7662; 510 548 4110

Dhancantri Aushadhalaya
Herbs of Wisdom and Love,
Ayurvedic Herbs and Classical Formulas.
P.O. Box 1654
San Anselmo, CA 94979
Ph: 415-289-7976
Email: ayurveda@dhanvantri.com

Dr. Singha's Mustard Bath and More
Attn: Anna Searles
Natural Therapeutic Centre
2500 Side Cove
Austin, TX 78704
Ph: 800-856-2862

Bio Veda
215 North Route 303
Congers, NY 10920-1726
Ph: 800-292-6002

Earth Essentials Florida
Dr's Bryan and Light Miller
4067 Shell Road

Sarasota, FL 34242
Ph: 941-316-0920

Frontier Herbs
P.O. Box 229
Norway, IA 52318
Ph: 800-669-3275

HerbalVedic Products
P.O. Box 6390
Santa Fe, NM 87502

Internatural
33719 116th St.
Box AM
Twin Lakes, WI 53181 USA
800-643-4221 (toll free order line)
262-889-8581 (office phone)
262-889-8591 (fax)
email: internatural@lotuspress.com
Web: www.internatural.com
(100%) 에센셜 오일, 허브, 향신료, 보충제, 허브 치료약, 향, 책과 그 밖의 다른 물건들을 우편 주문을 통한 소매업과 인터넷을 통한 재판매를 한다.

Kanak
P.O. Box 13653
Albuquerque, NM 87192-3653
Ph: 505-275-2469

Lotus Brands, Inc.
P.O. Box 325

Dept. AM
Twin Lakes, WI 53181
Ph: 262-889-8561
Fax: 262-89-8591

Lotus Herbs
1505 42nd Ave. Suite 19
Capitola, CA 95010
Ph: 408-479-1667

Lotus Light Enterprises
P.O. Box 1008
Dept. AM
Silver Lake, WI 53170 USA
800-548-3824 (toll free order line)
262-889-8501 (office phone)
262-889-8591 (fax)
email: lotuslight@lotuspress.com
(100%) 에센셜 오일, 허브, 향신료, 보충제, 허브 치료약, 향, 책들과 그 밖의 상품들의 도매 배급자. 10,000 이상의 상품들의 카탈로그를 얻기 위해 반드시 추가 판매 증명서 번호 또는 개업자 허가증을 지급해야 한다.

Maharishi Ayurveda Products
International, Inc.
417 Bolton Road
P.O. Box 541
Lancaster, MA 01523
Info: 800-843-8332 Ext. 903
Order: 800-255-8332 Ext. 903

Planetary Formulations
P.O. Box 533
Soquel, CA 95073
Formulas by Dr. Michael Tierra.

Quantum Publication, Inc.
P.O. Box 1088
Sudbury, MA 01776
Ph: 800-858-1808

Seeds of Change
P.O. Box 15700
Santa Fe, NM 87506-5700
서양과 인도의 진귀한 씨앗 카탈로그 취급.

Vinayak Panchakarma Chikitsalaya
Y.M.C.A Complex, Situbuldi
Nagpur (Maharastra State)
India 440 012
Ph: 011-91-712-538983
Fax: 011-91-712-552409
소매업/도매업

Yoga of Life Center
2726 Tramway N.E.
Albuquerque, NM 87122
Ph: 505-275-6141

The Center For Release
and Integration
450 Hillside Drive
Santa Fe, NM 87505
Dr. Jay Scheresis Acedemy of

Natural Healing
1443 St. Francis Drive
Santa Fe, NM 27505

The Rolf Institute
205 Canyon Blvd.
Boulder, CO 80302

The Upledger Institute
1211 Prosperity Farms Rd.
Palm Beach Gardens, FL 33410

통신 교육 과정들

Light Institute of Ayurveda
Teachers: Dr's Bryan & Light Miller
P.O. BOX 35284
Sarasota, FL 34242
Ph: 941-346-3518
Fax: 941-346-0800
E-Mail: earthess@aol.com
Web: www.ayurvedichealing.com
아유르베다 개업의 양성, 통신 교육 과정, 책들 취급.

American Institute of Vedic Studies
Dr. David Frawley, Director
P.O. Box 8357
Santa Fe, NM 87504-8357
Ph: 505-983-9385
Fax: 505-982-5807
E-Mail: vedicinst@aol.com
Web: consciousnet.com/vedic

아유르베다와 베다 점성학의 통신 교육 과정들을 다룸.

Lessons and Lectures in Ayurveda
by Dr. Robert Svoboda
P.O. Box 23445
Albuquerque, NM 87192-1445
Ph: 505-291-9698

Institute for Wholistic Education
33719 116th St.
Box AM
Twin Lakes, WI 53181
Ph: 262-877-9396

European Institute of Vedic Studies
Atreya Smith, Director
Ceven Point N? 230
4 bis rue Taisson
30100 Ales, France
Fax: 33-466-60-53-72
E-Mail: atreya@compuserve.com
Web: www.atreya.com
프랑스어와 독일어 모두로 데이비드 프롤리의 아유르베다 과정들을 다룬다.

아유르베다 얼굴 마사지와 미용 실습 훈련 센터

Melanie Sachs --- "Invoking Beauty with Ayurveda" Seminars
P.O. Box 13752-3753
San Luis Obspo. CA 93406

훌륭한 양질의 아유르베다 보충제

Auroma International
P.O. Box 1008
Dept. AM
Silver Lake, WI 53170
Ph: 262-889-8569
Fax: 262-889-8591
오로시까 향, 짠드리까 아유르베다 비누와 허브로 만든 베딕 아유르베다 제품 수입자겸 최고 배급업자.

Ayur Herbal Corporation
P.O. Box 6390 YA
Santa Fe, NM 87502
Ph: 262-889-8569
Fax: 262-889-8591
허브로 만든 베딕 아유르베다 상품들의 제조업자.

Internatural
33719 116th St.
Box AM
Twin Lakes, WI 53181 USA
800-643-4221 (toll free order line)
262-889-8581 (office phone)
262-889-8591 (fax)
E-Mail:
internatural@lotuspress.com
Web: ww.internatural.com
(100%) 에센셜 오일, 허브, 향신료, 보충제, 허브 치료약, 향, 책과 그 밖의 다른 물건들을 우편 주문을 통한 소매업과 인

터넷을 통한 재판매를 한다.

Lotus Brands, Inc.
P.O. Box325
Dept, AM
Twin Lakes, WI 53181
Ph: 262-889-8561
Fax: 262-889-8591
E-Mail:
lotusbrands@lotuspress.com
개인을 위한 자연적인 관리와 허브 생산품, 마사지 오일, (100%) 에센셜 오일, 향과 아로마테라피 상품들의 생산자겸 배급자.

Lotus Light Enterprises
P.O. Box 1008
Dept. AM
Silver Lake, WI 53170 USA
800-548 3824 (toll free order line)
262-889 8501 (office phone)
262-889 8591 (fax)
E-Mail: lotuslight@lotuspress.com
(100%) 에센셜 오일, 허브, 향신료, 보충제, 허브 치료약, 향, 책들과 그 밖의 상품들의 도매 배급자. 10,000 이상의 상품들의 카탈로그를 얻기 위해 반드시 추가 판매 증명서 번호 또는 개업자 허가증을 지급해야 한다.

Maharishi Ayur-Veda Products International, Inc.
417 Bolton Road
P.O. Box 54
Lancaster, MA 01523
Ph: 800-ALL-VEDA
Fax: 508-368-7475

New Moon Extracts
P.O. Box 1947
Brattleborough, VT 05302-1947
Ph: 800-543-7279

Spectrum Natural Omega 3 Oil
The Oil Company
133 Copeland Street
Petaluma, CA 94952

Universal Light, Inc.
P.O. Box 261
Dept. AM
Wilmot WI 53192
Ph: 262-889 857
Fax: 262-889-8591
비코 허브 치약의 수입자와 최고 배급자

안료, 음향, 그리고 보석들

PAZ
P.O. Box 4859
Albuquerque, NM 87196
For open-backed gemstone settings
Color Therapy Eyewear
C/O Terri Perrigone-Messer
P.O. Box 3114
Diamond Springs, CA 95619

Lumatron (light device)
C/O Ernie Baker
515 Pierce Street #3
San Francisco, CA 94117
Ph: 415-626-0083

Genesis (sound device)
Medical Massage Therapy
Attn: Tina Shinn
1857 Northwest Blvd. Annex
Columbus, Ohio 43212
Ph: 614-488-5244

(100% 정수의) 에센셜 오일

Aromatherapy Supply
Unit W3
The Knoll Business Center
Old Shoreham Road
Hove, Sussex BN3 7GS
England

Aroma Vera
3384 South Robertson Pl.
Los Angeles, CA 90034
Ph: 800-669-9514

Auroma international
P.O. Box 1008
Dept. AM
Silver Lake, WI 53170
Ph: 262-889-8569
Fax: 262-889-8591

오로시까 향, 짠드리까 아유르베다 비누와 허브 베딕의 수입업자겸 최고 배급업자.

아유르베다 상품

Earth Essentials Florida, Inc.
P.O. Box 35214
Sarasota, FL 34242
Ph: 800-370-3220
Fax: 941-346-0800
E-Mail: earthess@aol.com
진귀한 에센셜 오일들 취급.

Fenmail Tisserand Oils
P.O. Box 48
Spalding, LINCS PE11 ADS
England

Internatural
33719 116th St.
Box AM
Twin Lakes, WI 53181 USA
800-643 4221 (toll free order line)
262-889 8581 (office phone)
262-889-8591 (fax)
E-Mail:
internatural@lotuspress.com
Web: www.internatural.com
(100%) 에센셜 오일, 허브, 향신료, 보충제, 허브 치료약, 향, 책과 그 밖의 다른 물건들을 우편 주문을 통한 소매업과 인터넷을 통한 재판매를 한다.

Lotus Brands, Inc.
P.O. Box325
Dept, AM
Twin Lakes, WI 53181
Ph: 262-889-8561
Fax: 262-889-8591
E-Mail:
lotusbrands@lotuspress.com
개인을 위한 자연적인 관리와 허브 생산품, 마사지 오일, (100%) 에센셜 오일, 향과 아로마테라피 상품들의 생산자겸 배급자.

Lotus Light Enterprises
P.O. Box 1008
Dept. AM
Silver Lake, WI 53170 USA
800-548 3824 (toll free order line)
262-889 8501 (office phone)
262-889 8591 (fax)
E-Mail: lotuslight@lotuspress.com
(100%) 에센셜 오일, 허브, 향신료, 보충제, 허브 치료약, 향, 책들과 그 밖의 상품들의 도매 배급자. 10,000 이상의 상품들의 카탈로그를 얻기 위해 반드시 추가 판매 증명서 번호 또는 개업자 허가증을 지급해야 한다.

Private Universe
P.O. Box 3122
Winter Park, FL 32790
Ph: 407-644-7203

Oshadi Ayus - QualityLife Products
15, Monarch Bay Plaza, Suite 346
Monarch Beach, CA 92629
Ph: 800-947-1008
Fax: 714-240-1104

Primavera
D 8961 Sulzberg
Germany
08376-808-0

Original Swiss Aromatics
P.O. Box 606
San Rafael, CA 94915
Ph: 415-459-3998

Smitasha
26961 Ayamonte Dr.
Mission Viejo, CA 92692
Ph: 949-982-8777; 714-785-6891
운동 프로그램들과 정보 취급.

Callanetic Headquarters
1700 Broadway
Suite 2000
Denver, CO 80290
Ph: 303-831-4455

Diamon Way Health Associates
214 Girard Blvd. NE
Albuquerque, NM 87106
Ph: 505-265-4826
티베트의 회춘 수련인 소타이를 다룸.

Partners Yoga
4876 Darvin Court
Boulder, CO 80301
Ph: 303-415-0199

Vega Study Center
1511 Robinson Street
Oroville, CA 95965
Ph: 916-533-7702
소타이 수련에 관한 책을 취급.

Satori Resources
732 Hamlin Way
San Leandro, CA 94578
태극권 수련을 함.

Kushi Institute
P.O. Box 7
Becket, MA 01223
Ph: 413-623-5741
센터에서 수련을 함.

자연 원료

Aloe Farms
P.O. Box 125
Los Fresnos, TX 78566
Ph: 800-262-6771
알로에 베라 주스, 젤, 파우더와 캡슐을 취급.

Arya Laya Skin Care Center
Rolling Hills Estates, CA 90274
당근 오일을 취급.

Aubrey Organics
4419 North Manhattan Avenue
Tampa, FL 33614
장미향의 모기 기름과 다양한 종류의 자연 화장품과 샴푸를 취급.

Body Shop
45 Horsehill Road
Cedar Knolls, NJ 07927-2014
Ph: 800-541-2535
알로에 베라, 견과류와 씨앗 오일, 스킨 케어 제품, 메이크업 제품, 브러쉬, 수세미와 그 이상의 것들을 취급.

Culpepper Ltd.
21 Bruton Street
London WIX 7DA
England
자연 씨앗, 견과류 종류와 낱알 오일, 에센셜 오일, 허브, 도서와 화장품을 취급.

Desert Whale Jojoba Co.
P.O. Box 41594
Tucson, AZ 85717
Ph: 602-882-4195
호호바 제품들과 여러 그 밖의 자연 오일들, 쌀겨와 피칸, 마카다미아 열매와 살구씨 등을 포함해 취급.

Everybody Ltd.
1738 Pearl Street

Boulder, CO 80302
Ph: 800-748-5675
여러 종류의 오일, 혼합 오일과 화장품을 취급.

Flora Inc.
P.O. Box 950
805 East Badger Road
Lynden, WA 98264
Ph: 800-446-2110
아마씨 오일, 피부, 두발, 손톱을 위한 허브 보충제와 화장품들을 취급.

Green Earth Farm
P.O. Box 672
65 1/2 North 8th Street
Saguache, CO 81149
금송화 오일(카렌듈라 오일), 크림과 허브 목욕용품을 취급.

The Heritage Store, Inc.
P.O. Box 444
Virginia Beach, VA 23458
Ph: 804-428-0100
피마자유, 유기농 기(organic ghee), 코코아 버터, 마사지 오일, 꽃 화장수, 에센셜 오일, 화장품과 천연 가정 약들을 취급.

Internatural
33719 116th St.
Box AM
Twin Lakes, WI 53181 USA
800-643 4221 (toll free order line)
262-889 8581 (office phone)
262-889-8591 (fax)
E-Mail:
internatural@lotuspress.com
Web: www.internatural.com
(100%) 에센셜 오일, 허브, 향신료, 보충제, 허브 치료약, 향, 책과 그 밖의 다른 물건들을 우편 주문을 통한 소매업과 인터넷을 통한 재판매를 한다.

Janca's Jojoba Oil & Seed Company
456 E. Juanita #7
Mesa, AZ 85204
Ph: 602-497-9494
호호바 오일, 버터, 밀랍과 씨앗들을 취급. 마찬가지로 동백나무, 쿠쿠이 열매와 포도씨와 같은 다양한 종류의 자연적으로 압축된 진기한 오일도 취급함. 또 점토, 알로에 제품, 에센셜 오일 그리고 그들만의 고유한 종류의 화장품들을 취급.

Lotus Brands, Inc.
P.O. Box325
Dept, AM
Twin Lakes, WI 53181
Ph: 262-889-8561
Fax: 262-889-8591
E-Mail:
lotusbrands@lotuspress.com
개인을 위한 자연적인 관리와 허브 생산품, 마사지 오일, (100%) 에센셜 오일, 향과 아로마테라피 상품들의 생산자겸 배급자.

Lotus Light Enterprises
P.O. Box 1008
Dept. AM
Silver Lake, WI 53170 USA
800-548 3824 (toll free order line)
262-889 8501 (office phone)
262-889 8591 (fax)
E-Mail: lotuslight@lotuspress.com
(100%) 에센셜 오일, 허브, 향신료, 보충제, 허브 치료약, 향, 책들과 그 밖의 상품들의 도매 배급자. 10,000 이상의 상품들의 카탈로그를 얻기 위해 반드시 추가 판매 증명서 번호 또는 개업자 허가증을 지급해야 한다.

Weleda, Inc.
841 South Main Street
Spring Valley, NY 10977
금송화 오일(카렌듈라 오일)과 다양한 종류의 자연주의 화장품들을 취급.

특정 교파에 속하지 않은 명상 훈련

Shambhala Training International
Executive Offices
1084 Tower Road
Halifax, Nova Scotia
Canada B3H 265

유기농 우유/공인된 생우유 공급자들

Alta Delta Certified Raw Milk
P.O. Box 388
City of Industry, CA 91747
Ph: 818-964-6401
저온살균을 하지 않고, 균질화하지 않은 우유를 취급.

Natural Horizons, Inc.
7490 Clubhouse Road
Boulder, CO 80301
Ph: 303-530-2711
유기농이며/저온 살균을 한 우유 취급, 균질화 하지 않은 우유; 가공하지 않고, 저지방이며, 버터밀크와 크림을 걷어낸 우유 취급.

Organic Valley Family of Farms
C/O Cropp Cooperative
La Farge, WI
Ph: 608-625-2602
유기농 버터, 균질화 하지 않은 저지방 우유를 취급.

빤짜 까르마 주방 용품

Earth Fare
Attn: Roger Derrough
66 Westgate Parkway
Asheville, NC 28806
Ph: 704-253-7656
손으로 작동하는 분쇄기와 수리바취(suribachi) 점토 항아리와 사발을 판다.

Garber Hardware
49 Eighth Avenue

New York, NY 10014
손으로 작동하는 분쇄기를 판매하지만 우편 주문은 하지 않는다.

Sesam Muhle Natural Products
RR1
Durham, Ontario
Canada, NOG 1RO
Ph: 519-369-6326
독일에서 만든 손으로 작동하는 분쇄기와 곡류와 콩류를 얇게 으깨는 기계 종류를 판다.

Taj Mahal Imports
1594 Woodcliff Drive, N.E.
Atlanta, GA 30329
Ph: 404-321-5940
인도의 주방 용품 전 종류를 판다.

빤짜 까르마를 공급하는 곳

Vicki Stern
P.O. Box 1814
Laguna Beach, CA 92651
Ph: 714-494-8858
증기 기기를 이용할 수 있다.

빤짜 까르마를 받을 수 있는 곳

Ayurvedic Healings
Dr's Bryan & Light Miller
P.O. Box 35284
Sarasota, FL 34242
Ph: 941-346-3518
Fax: 941-346-0800
E-Mail: earthess@aol.com
Web: www.ayurvedichealing.com
빤짜 까르마, 까야 깔빠, 자르빠나, 시로다라를 다룬다.

Diamond Way Health Associates
214 Girard Blvd., NE
Albuquerque, NM 87106
Ph: 505-265-4826

Dr. Lobsang Rapgay
2931 Tilden Ave.
Los Angeles, CA 90064
Ph: 310-477-3877

Rocky Mountain Ayurveda
Health Retreat
P.O. Box 5192
Pagosa Springs, CO 81147
Ph: 800-247-9654 or 970-264-9224
E-Mail: valentines@ayurveda-retreat.com
Web: www.ayurveda-retreat.com/rockymountain

온천 의술

Ancient Way Ayurvedic Health Spa
Attn: Dr. Dennis Thompson
11510 N. Foothills HWY (Hwy 36)
Longmont, CO 80503

Ph: 303-823-0522; 800-601-9707
E-Mail: drtdrt@concentric.net

변화하는 세미나들

ClearMind Institute
Duane O'Kane
22778 72nd Avenue
Langley, B.C., V2Y 2K3 Canada
Ph: 800-210-0372
604-513-2219

Michael Rice
c/o Heartland
Rt. 3, Box 3280
Theodosia, MO 65761
Ph: 417-273-4838

Sandy Levey-Lunden
Skraddarod 24
272 97 Garsnas, Sweden
Phone: 011 46-414-24320
Fax: 011 46-414-24395
E-Mail: On.Purpose@Swipet.se

베다 점성술

American Council of Vedic
Astrology(ACVA)
P.O. Box 2149
Sedona, AZ 86339
Ph: 800-900-6595; 520-282-6595
Fax: 520-282-6097

Web: vedicastrology.org
E-Mail: acva@sedona.net
회의, 개별 지도와 훈련 프로그램들.

American Institute of Vedic Studies
Dr. David Frawley, Director
P.O. Box 8357
Santa Fe, NM 87504-8357
Ph: 505-983-9385
Fax: 505-982-5807
E-Mail: vedicinst@aol.com
Web: consciousnet.com/vedic
아유르베다와 베다 점성학에 대한 통신
교육 과정이 있음.

Jeffrey Armstrong
4820 N. 35th St.
Phoenix, AZ 85018
Ph: 602-468-9448
아유르베다 점성가, 작가, 강의, 지도자
에 관한 프로그램들이 있음.

관련 비디오

Feldenkrais Resources
Ph: 800-765-1907

Wishing Well Video
P.O. Box 1008
Dept. AM
Silver Lake, WI 53170
Ph: 262-889-8501
도매업, 소매업